漢方♥外来ナンパ術

ご主人死んだら楽ですか？

新見正則　帝京大学外科准教授
千福貞博　センプククリニック院長
坂崎弘美　さかざきこどもクリニック院長

負ける相手とは戦わない

お母さん、立派やわー！

株式会社 新興医学出版社

Tips from 3 Experts to Produce Outstanding Outpatient Clinics

Masanori Niimi, MD, DPhil, FACS

Sadahiro Sempuku, MD, PhD

Hiromi Sakazaki, MD

©First edition, 2017 published by

SHINKOH IGAKU SHUPPAN CO. LTD., TOKYO.

Printed & bound in Japan

推薦の言葉

外来診療は患者が医師を信頼し、医師が患者に深い愛情を持つことで成り立ちます。故大塚敬節先生は、「愛情のある言葉は、たった一言でもよい。それは患者に活気を与える」と述べています。本書は、外来診療で医師と患者がどのように信頼関係を築いていったらよいか、外来診療の達人の3人がそれぞれの立場でその極意の「ナンパ術」を披露しています。

坂﨑先生は、小児科の外来で子どもの心をつかむだけでなく、子育てに悩む家族を温かく見守る外来を実践されています。現代の孤独な子育てに悩む母親をも包み込む愛情に満ちた外来のありようが浮かび上がります。

千福先生は、漢方の流派にこだわらず、患者を治療する診療を実践されており、こうすれば患者さんがよくなるという経験の一端を披露されて、漢方の腹診・脈診に不案内の読者も面白く読めます。

新見先生は、外科の名手であった時代、「外来はデューティー」で「手術が舞台」でしたが、漢方を処方するようになって「外来が診療の舞台」になりました。さらに心の内に一歩踏み込んだ診療を実践されています。

3人の外来診療の達人の共通点は「漢方」です。漢方がつないだまったく診療スタイルの異なる3人の楽しい外来ナンパ術をお楽しみいただき、ぜひ毎日の外来にお役立てください。

平成二十九年十月

社団法人日本東洋医学会元会長名誉会員
松田邦夫

目次

女優のナンパ術……坂﨑弘美……11

88002-408 JCOPY

そして、外来ナンパ術…………新見正則……119

女優のナンパ術

坂﨑弘美

お母さん、立派やわーー！

外来でナンパ⁉

外来診療では、短時間で理解し納得してもらう必要があります。さらに、リピーターになっていただくためには私のことを好きになってもらわなければなりません。不謹慎かもしれませんが、少しナンパと似ています。私は、本当のナンパをしたことはありませんが、毎日、外来で、お子さんとお母さん、時にはお父さん、おじいちゃんやおばあちゃんをナンパしています。どうやってナンパ（気に入ってもらって信頼関係を作る）を成功させるか、もちろん的確な診断、わかりやすい説明は当然なのですが、私のコミュニケーション術について書いてみます。

こんにちわ！

どんなときも第一印象が大切なので、まずは笑顔の挨拶です。保護者の方とお子さんに笑顔で、おはようございます。こんにちわ。とお声掛けします。そして、このときわざわざ来院してくれてありがとうという気持ちを込めています。「あっ、この先生、いい感じ」と思って頂けたら大成功です。たとえ、生後1ヵ月の赤ちゃんであっても、心を込めて「こんにちわ」です。

目で話す

笑顔はとても大切ですが、そのとき目が笑っているかどうかが大切なポイントです。ときどき口は笑っているのに、目が笑っていない方がいます。それでは、自分の思いが相手に伝わりません。目に力が入り、ちゃんと輝いているかどうか、私は自分の気持ちを伝えたいとき、精いっぱい目を動かして、目でお話しています。ただ、人見知りするお子さんは、あまり見つめると泣きだしてしまうので、上手に目をそらすことも大切です。人によって、じっと見つめるかチラ見にするか、それも外来テクニックのひとつです。

聞く

相手の意見や話を親身になって聞くことが大切で、医師は聞き上手でなくてはなりません。この先生、話しやすいと思っていただけるように、相手の顔を見て、一生懸命、お話を聞きます。相手が話しやすいような相槌をうちながら、不安に思っていることをすべて話してほしい、私の懐に飛び込んできて、と思っています。

ボディタッチ

お子さんを診察するときは、しっかり触ります。湿疹であっても見た目だけでなく触った感じも大切だと思っています。ちゃんと診察できたときは、「偉いねえ」と頭をなでなでします。保護者の方を励ましたり安心してもらいたいときは、しっかりと手を握ります。冷たい手、温かい手、汗ばんでいる手、いろいろな手があります。しばらく握って、目を見つめながらお話していると保護者の方の気持ちが和らいでいくのがわかります。私の思いが伝わったと思う一瞬です。

抱きしめる

育児に一生懸命でお母さんたちは必死になっています。いろいろな場面でつい涙してしまう方もたくさんいます。そんなとき、私はいつも、両手で手を握りしめます。冷え症の方が多いのか、たいてい冷たくて、さらにぎゅっと握りしめ、足りないときはお母さんを抱きしめています。感情を表に出せず我慢されていたのか、号泣されることもありますが、思いっきり泣くとすっきりされるようです。涙してしまうお父さんもいるのですが、さすがに手を握るとセクハラなので、お父さんの場合はそっと肩に手を置いています。ただ、抱きしめてあげたいと思うほど弱っているお父さんには、まだお会いしたことがありません。

褒める

お子さんはもちろん、保護者の方もとにかく、どこかいいところを見つけて褒めています。褒められたらとても嬉しいものです。それは、外見だったり内面であったり、褒められたお子さんはいつもとても嬉しそうにしています。照れているお母さん、お父さんも可愛いです。人を褒めると、相手もそして自分も幸せな気持ちになれます。

褒めるその2 「えらーい！ 賢い！」

これは、私が外来で一番よく話す言葉です。

泣かずにちゃんと、診察ができたとき「えらーい！ 賢いわあ！ 診察の手本にしてビデオとっておきたいわ」注射で大泣きしたけど、動かず頑張ったとき「痛いもんね。泣いても大丈夫よ。でも動かなかったからほんとに賢い。偉いねえ」熱が下がって元気になったときには、「○

○ちゃん、よく頑張ったね。ウイルスに勝ったよ。偉いね。ほんまに賢い！」
お子さんは褒めて貰ったとき、何ともいえないとてもいい顔をします。その笑顔で私も胸がキュンとします。ナンパしているつもりが、逆ナンされてしまう一瞬です。

褒めるその3　「100点！」

お母さんには、「いつもお子さんを連れてきて下さってありがとう。育児って休みがないからほんとに大変でしょう。たまには休んで下さいね」とねぎらいの言葉をかけます。しかし、お母さんを元気にする一番の魔法の言葉は、「この子たちほんとにいい子に育っているわ。お母さんの育て方は100点！」

褒めるその４　「お母さんは幸せやわー」

おじいちゃん、おばあちゃんの場合、「おばあちゃん（おじいちゃん）がいるから、お母さんはお仕事できるし、この子も無理して保育園にいかなくてもお休みできるわ。ほんまに、感謝やわ。ありがとう。小さいお子さんを世話するのは大変でしょう。ご無理なさらないで下さいね。だけど、おばあちゃん（おじいちゃん）がいてくださって、本当にお母さんは幸せやわ」

お父さんの場合、「お父さんが、お子さんを外来に連れてきて下さるからお母さんもその間、すこし休めますね。お仕事お休みの日は育児だなんて、お父さんすごいねえ。こんな素敵なだんなさんでお母さん、幸せやわ」

保健所業務で

小児科医には、クリニックでの診療以外に、集団ＢＣＧ接種や３ヵ月健診のために保健センターへ出かけます。その際、かかりつけのお子さんもいらっしゃいますが、初めて出会うお子さんやお母さんもたくさんいらっしゃいます。この保健センターでの業務が増えると、クリニックの新患が増えていきます。健診でお会いして、私のことを気に入って下さった方がクリニックに来て下さるのです。中には、「先生のクリニックはどこにありますか？」と直接お聞きになるお母さんもいます。うちのクリニックに来て下さいとあからさまには言えませんが、一生懸命説明して気に入っていただく、外での業務は外来ナンパ力を発揮する機会のひとつです。

声の色

会話するときは、声も大切だと思います。

お子さんに優しく語り掛ける時は、高い声でゆっくり、お母さんに真剣にお話するときは低い声でゆっくりを心がけています。お母さんのお話を聞いて、相槌をうつときは高めの優しい声です。姿勢が悪かったり、じっとしていないお子さんを注意することもあります。そんなときは低い声で、早口で話します。お子さんはびっくりして、じっとしてくれます。

やっぱり、見た目

最終的には、人は見た目が一番かもしれません。もし、診察室に入って、疲れたさえない医者が座っていたら、ちょっとがっかりしてしまいます。私は、姿勢を正して、満面の笑みで患者さんと向き合うようにしています。言い過ぎかもしれませんが、私はお子さん、保護者の方に一目ぼれしてほしいのです。そのためには、いろいろな意味で綺麗であるよう心掛けています。ブクブク太らない、痩せすぎない、睡眠不足でもいけない、可愛い仕事着、好感度のある雰囲気が必要と考えています。大好きなダンスをしたり、お洒落したりすることも、自分自身が輝くための外来必須アイテムなのです。

ここまで読んで、「ふざけるな」と怒る方もいるでしょう。もちろん、私は真面目に外来診療に取り組んでいます。この子を元気にするには、何をすれば最適かを一生懸命に考えていま す。そして、何よりも可愛いお子さん、素敵なお母さんとのお話が楽しいのです。お母さんよ り自分が年上になったせいか、お母さんたちもお子さん同様可愛いと思えるようになりました。 そして、可愛すぎるお子さんにメロメロになって、いつも逆にナンパされて心を奪われてしま います。新人のころは外来も緊張の連続でした。今は、力がぬけてリラックスできているから 楽しいのでしょうね。外来をナンパだなんて、リラックスして楽しんでなければ言えません。

もう、仕事やめようかと思います

4月の新入園のあとに、必ずこう話すお母さんたちがいます。

初めての集団生活をする場合、お子さんは次々と風邪をひいてしまいます。鼻水や咳は軽快することなく、2~3日登園すると熱がでてしまう、こんなことの繰り返しです。特に、それまであまり風邪をひかなかった一人目のお子さんは、保育園に入園したとたん、ウイルスシャワーをあびて大変です。熱がでるたびに呼び出されて、また、まわりから「あんたが、仕事なんかするから、この子がかわいそうや」と責められて、私の前で「もう仕事やめようかと思います」と涙するお母さんが何人もいました。そのたびに、お母さんの手を握って、「大丈夫よ。いっぱい病気に罹るけれど、それに打ち勝って、1年もすれば、絶対強くなるから。成長するために免疫の勉強をしているところなの。それまで、一緒に頑張ろう」と励まします。そして、やはり1年もすると「先生が言ってはったように、この子、保育園休まなくなりました。ほんとやったんですね」

はい、私は嘘はつきません。

この子、お薬飲まないんです

お薬が大好きなお子さんもいますが、一切飲まないお子さんもいます。「薬を飲まないから治れへん」と怒る先生もいるそうです。お子さんの病気の原因はほとんどがウイルスなので、飲まないと治らないということもありません。だから、いつも「風邪のウイルスが原因なので、無理してまで薬は飲まなくてもいいよ。それよりも、いっぱい食べていっぱい寝るのが一番。そして、早く治ってほしいと思うお母さんの愛情が一番のお薬なのよ」と言っています。

もちろん、溶連菌感染症のときの抗生剤など、飲まないと治らない病気もあります。なぜか、その場合は、お薬を飲むことができるから不思議です。ここぞというときに、「お薬を飲まないと、絶対ばい菌をやっつけられへんよ。○○ちゃんは偉いから絶対に飲めるよ」とお子さんに真剣に説明すると飲むことができるのです。

薬を飲んでも咳や鼻水が止まりません

これも、外来でよく相談されます。

そんなときは、「咳や鼻水は体の奥に病原体が入らないようにしているの。だから、咳や鼻水が出るということは、大切なことなの。鼻水や咳が出なくなったら、病原体が入り放題になってしまう。それに、無理に鼻水をとめると、お鼻がつまってよけいしんどいよ。だらだら出ている鼻水はふきとってあげて、つまってるときは市販の鼻吸い器で取ってあげたら楽になるよ」

「でも、この子鼻吸い、とっても嫌がるんです」

「そう、嫌がるに決まってる。それに一人では無理。鼻吸いは固定が大切。パパにも手伝ってもらって看護師が頭を固定して、私が吸引しているでしょう。ここでもお母さんが抱っこして看護師てね。だけど、嫌がったら無理しなくてもいいよ。それとね、実は鼻水や咳の薬はそんなに効かないの。ほんとは自分の力で治っているのだけど、保育園に行っていると、治りかけにウイルスをもらうからずっと鼻水と咳が続いているように見えるの。鼻水や咳があっても、機嫌がよくて、夜も眠れて食欲があったら大丈夫よ。保育園の行きはじめの3ヵ月ぐらいは、みーんな咳や鼻水は続くのよ」

熱が出た

これが小児科外来では一番多いのではないでしょうか？

お母さんたちは熱は悪いもの、早く下げないと頭がおかしくなってしまう、けいれんをおこすのではないかと心配で、熱がでたらすぐに外来を受診します。

熱が出てすぐだと診断がつかないことも多いのは事実です。ただ、お子さんの顔色もよくて元気があると、ウイルス感染ではないかと予想をたてることはできます。

「今、熱が高いけれど、お母さんに抱っこされて機嫌は悪くないし、顔色もいいよ。食欲はなくても水分がとれて、おしっこが出てたら大丈夫。熱を上げて病原体と戦っているところなの。そして、この子は熱に全然負けていない。すばらしいわ。お熱が高くてもよく眠れて、機嫌がよかったら解熱剤は使わなくてもいいよ。だけど、夜、高熱でしんどそうで、ぐずぐず言ってたら使ってもいい。ただ、それほどしんどそうになる時は翌日必ずお子さんの様子を診察させてね」

たとえば1歳前後で、急な高熱で機嫌が悪くない場合、突発性発疹が疑われます。その場合は「昨日の夜からの熱なので、あさっての夜ぐらいまでお熱が続くの。この日からお熱が下がって発疹がでるけど、その前後からとても機嫌が悪くなるはず。突発疹って解熱してからのほうが機嫌が悪くなるからびっくりしないでね」こうやって、ある程度の予想を言ってあげるとお母さんたちは安心されます。

次、来院されたときに「先生の言うとおりになりました」

「機嫌悪くなったでしょう。抱っこしたらおろせっていうし、おろしたら抱けとかぐずったでしょう?」

「そうそう」

「よく頑張ったねえ。○○ちゃんも高熱に負けなかったし、ママも○○ちゃんも偉い!」

ひきつけた!

はじめて熱性けいれんを見たお母さんたちは、大変驚きます。実は2~3分で止まるのですが、お母さんにとっては、とてつもなく長い時間に思えます。実は私も医師になってはじめてけいれんを見たときは、この子が死んでしまうのではないかとドキドキしてしまいました。医師でさえそうなのに、わが子ならどれほど心配されることでしょう。ですから、熱性けいれんをおこして救急車で病院にいった話を聞くと必ず「大変やったね。びっくりしたでしょう」という話から切り出しています。こんなふうに言うと、お母さんの緊張がとれるのか、急に泣き出す方もおられます。それから、熱性けいれんは、お子さんにはよくある病気で、単純性熱性けいれんであれば、必ず5分以内にとまり、それで後遺症を残したりはしないという説明をしています。さらに、「次から熱がでたら、けいれんをおこさないか心配よね。実は1回熱性けいれんをおこすと、そのうちの30%は2回目を起こすことがあると言われているの。だけど、逆にいえば70%は1回きりなの。たとえ5回も6回も熱性けいれんをおこしても、この子の発育や成長に悪影響を与えることはないし、小学校になるころには脳が成長してけいれんをおこさなくなるよ」

けいれんはこわい、大変、この子の頭が変になると思って心配されていることが多いので、心配をできるだけ軽減してあげるように納得するまで説明することが大切だと思っています。

じゃあ、ほっといたらいいんですか

風邪のウイルスで、お薬は飲まなくてもよいという説明をしたら、「じゃあ、ほっといたらいいんですか?」と言われる場合があります。

そんな場合はいつも、「いえいえ、お母さんほってないやんか。お熱をはかったり、水分をこまめにとらせたり、そして病院にも連れてきてくれた。お母さんがいっぱい面倒をみてあげて必死に看病してくれてる。お母さんの愛情が一番のお薬なのよ。機嫌や食欲やおしっこがちゃんとでているかどうか、ちゃんと見ているからこの子は風邪をひいても元気にしているのよ」

鼻水、はんぱない

10代のお母さんの問診票に書いてあった言葉です。

それでも、診察のときに「鼻水が、たくさん出るのね」とお聞きすると、「そやねん、めっちゃ半端ない。それで、愛も鼻水出るねん」

急にお子さんとは別の名前がでてきて、お姉ちゃんのことかと思い、

「愛って誰のことですか?」とお聞きしたところ、

「私のこと」

ちょっと笑いそうになったけど、若いお母さんは自分のことを名前で呼ぶようです。

私にもため口で、だけどお子さんのことを一生懸命考えてクリニックに連れてきてくれます。

こんなお母さんたちの味方であり続けたいと思っています。

こんなことで来てすみません

ときどき、診察が終わってから「先生、お忙しいのにこんなことで来てすみません」と言われます。何か、気になるからわざわざお子さんを連れてきてくれたはず、逆にこちらから連れ

88002-408 JCOPY

てきてくれてありがとうとお礼を言いたいところです。咳や鼻水、湿疹など様々な症状がありますが、それが家で様子をみてよいのか病院へ行くべきか、新米ママにはまだ判断できません。何度も通院するうちに、あっ、これぐらいなら様子をみることができる、あっ、病院に連れて行かなくてはと判断できるようになるものです。お母さんたちもたくさん経験して、ベテランママさんになっていくのです。そのお手伝いをするのも小児科医です。どんな相談でも私はOKです。

どうなったら受診するべきでしょうか?

これもお母さんからよく聞かれる質問です。

「心配だったら、何か気になることがあるなら来てね。それで、何もなかったら、それはそれでいいじゃない。食欲があって、よく眠れて、機嫌がよければ、まずは大丈夫。様子をみてもいいよ。ただ、『この子、いつもと違う』と感じたときは、必ず受診してね。お母さんの直感が一番なの」

毎日、最大の愛情をもって、お子さんを観察しているお母さんが『いつもと違う』と感じるときは、何かあることが多いのです。

この子、マーライオンみたいに吐きます

冬になると、小児科の外来ではこんなお子さんが増えます。吐いたあと、水分を欲しがってごくごく飲むとまた大量に吐きます。診察して、ウイルス性胃腸炎だとわかると、五苓散《ごれいさん》⑰坐薬を入れます。そして、お母さんには、「吐いて2~3時間は大量に飲んでしまうとまた吐いてしまう。しばらくは、5~10ミリリットルずつを少しずつ、少しずつ飲んでくださいね。それで、吐かなくなったら50ミリリットルずつとか飲んでもいいですよ。食べ物は水分を吐かなくなってからにしてね」

「何を食べさせたらいいですか？　この子お粥嫌いなんです」

「お味噌汁や、スープ、お豆腐など消化の良いものにして下さい」

「この子、さっきからたこ焼き食べたいって言ってるんですけど」

なぜか、お子さんは吐いているのに、たこ焼きやマクドナルドを食べたがります。そんなもん食べたら絶対あかんやんかと思いつつ、

「それを食べたらまた吐いちゃう。2～3日は我慢してね。〇〇ちゃん、今おなかがしんどいので、たこ焼き食べるとまた吐くで。ママが、作ってくれるものだけにしてね。そしたら、早く元気になって幼稚園に行けるよ」

ウイルス性胃腸炎の時は、五苓散《ごれいさん》⑰坐薬を使うと比較的早く元気になります。それはいいのですが、すぐにたくさん食べるとまた嘔吐してしまうことがよくありますので、外来での食事指導がとても大切です。

○○しない？

診察室に、両手でお鼻を押さえて入って来るお子さんがいます。

（きっと前回のインフルエンザの検査がよっぽど痛かったのでしょう）

診察室に入るなり、私に

「注射しない？」

「お鼻しない？」（お鼻とは、鼻吸引またはインフルエンザの検査）

「お口しない？」（舌圧子で咽を見ること）

「おしりしない？」（浣腸のこと）

よっぽど診察がつらいのか、こういうとき、私はちょっと心が痛くなります。それでも、全部の診察が終了してバイバイって言うと、どんなに泣いていてもとってても可愛い笑顔を見せてバイバイや投げキッス、タッチしてくれます。まさに、これが小児科医の醍醐味です。

いつまで小児科ですか?

中学生ぐらいのお子さんのお母さんからよく聞かれます。

厳密にいうと、中学卒業までですが、小児科医が高校生を診察してはいけないという決まりはありません。お子さんのお母さんを診察することもあるので、「本人が嫌でなければいつまででもいいですよ」とお話しています。実際、女の子は、大学になっても就職しても来てくれることが多いのですが、男の子は中学生ぐらいで「俺、もう無理」という子がほとんどです。たしかに、ピンク色で可愛らしい雰囲気のクリニックで、まわりには小さい赤ちゃんがたくさん、そんなところで体格がガッチリした中学生が待つのはとても恥ずかしいようです。

小さいときからずっと診ていた亮介くん。いつもりょうちゃんと呼んでいたので、中学生になっても「りょうちゃん」と呼んでいたら、後でお母さんに「りょうちゃんはやめてほしい」と言ったそうな。だけど、私にとっては永遠にりょうちゃんなのです。

はい、ふん！

鼻がつまって苦しそうにしている小さいお子さんは、鼻水をズルズルっと吸引します。3歳ぐらいになると、鼻吸引を嫌がるので、「お鼻かめる？」とお聞きしています。たいていのお母さんは、「この子、鼻かめないんです。だから鼻水吸ってください」そのそばで、お子さんは鼻いやーっと鼻を手でかくして泣いています。「じゃあ、鼻をかむ練習しようっか。お鼻をちゃんとかめたら鼻ずるずるしないよ」そこで、看護師さんが、鼻かみ練習をしてくれます。

正しいお鼻のかみ方講座です。片方の鼻を押さえて、片方ずつかむのがこつです。看護師さんが、片方の鼻をおさえて、「はい、ふんして」「ふん！」と言います。ふん、と言うだけで、かめない場合は、少し上をみて、まず口でふく練習をします。外来では何度も「はい、ふん！」「ふん！」が続きますが、3歳以上であれば、たいていこれで鼻をかむことができます。

上手にかめたら、最後に「めっちゃえらーい。できたわ。すごいやん。かっこいい。お家でもママと練習してね」

テキトーでいい

１０ヵ月健診にて。

「離乳食、本で見ると主食は８０グラムって書いてあるのに、うちの子は３０グラムしか食べません。大丈夫でしょうか？」

「離乳食、もっとくれってすごく泣くんです。本で見ると主食は８０グラムなのに、それ以上あげてもいいんでしょうか？」

ほかにも、本で書いてあるよりミルクを飲まない、またはたくさん飲むなど相談されることがあります。お子さんをみると、元気で顔色もよくニコニコしています。そんなときは、「お子さんが、欲しいだけ食べる分だけあげたらいいよ。この子とっても元気でいい子なので、この子に任せてあげたらいいのよ。毎回きっちり何グラムとか計らんでもいいよ。お母さん、ほんとに一生懸命頑張っているわ。頑張りすぎぐらい。言い方が悪いかもしれへんけど、たまには手を抜いて、お子さんとゆっくりしてね」

思うでは困ります

これは、私が医師になって3年目のときにあるお母さんから言われた言葉です。

1歳の女の子で急に熱が出て、外来を受診され、比較的元気だったので、「たぶん、風邪やと思います」という私の言葉に対してでした。そのとき、私たち医師の言葉を必死になって聞かれているのだとわかりました。それから、できるだけ「思う」という言葉は使わないようになりました。たぶん風邪と思ったときは、「お子さんも元気にされているので、おそらくウイルス感染です。その場合でも熱が2～3日続きますが、機嫌よく、睡眠がとれて食欲があれば大丈夫です。ただ、機嫌が悪いとき、おしっこが少ないとき、また元気でも3日以上お熱が続くときはまた診察させて下さい。もちろん、元気にされていても気になることがあれば、明日も来てくださいね」ちょっとしたことでも、できるだけ丁寧にたくさんお話するようになりました。

いい匂い

赤ちゃんって、独特のとってもいい香りがします。どんな香りと言われても、うまく表現できませんが、ちょっと甘い、そしていつまでも匂っていたい幸せな香りです。外来に受診される赤ちゃんをみるたびに顔をうずめたくなります。

さらに、最近は柔軟剤のいい香りがするお子さんが増えました。先日、あまりにいい匂いだったので、「お母さん、○○ちゃん、とってもいい香り。私は柔軟剤大好きで色々使ってるけど、この匂いはかいだことない。どこの柔軟剤使ってるの?」

「えー、そんなん気づけへんかったわ。○○っていうやつで、パッケージが白のやつです」

「ありがとう。ネットで調べてみるわ」

そして、しばらくして、そのお母さんからクリニックに電話で受付スタッフに伝言がありました。「ネットでいろいろなお店があるんやけど、○○っていうとこで買ったら一番安いって先生に伝えといて」

さすが大阪。

ちょっとまずいけどいい薬あるよ

これは、私が大好きなフレーズです。

西洋薬が効かないとき、西洋薬に効く薬がないときに、漢方薬を処方するときに言う言葉です。とくに風邪をひくとこじれてしまって経過が長くなったり、入院してしまうタイプのお子さんの場合は、漢方薬をすすめています。

「えーっ、風邪をひきにくくするお薬ってあるんですか？」

「あるよ。体質を改善して、免疫をあげてくれるの」

お母さんも大変困っていますので、たいていは一生懸命飲ませてくれます。そして、飲んでいると体調を崩しにくくなってきます。漢方薬を使いこなせるようになると、次の一手がたくさんあります。それは、どれほど心強いことでしょうか。漢方薬を知っていると、「○○に効く薬なんてないですよね？」と言われたとき「あるよ」と言うことができて、それがたまらなく快感になっています。

かんぽーください

4歳のAくんは、診察室に入るなり
「かんぽーください。オウギとカッコンください！」
オウギは黄耆建中湯《おうぎけんちゅうとう》98で、カッコンは葛根湯加川芎辛夷《かっこんとうかせんきゅうしんい》②のことです。彼は、よく風邪をひいて、またお肌も弱いので黄耆建中湯《おうぎけんちゅうとう》98を体質改善で飲んでいます。また、鼻づまりがひどいときは、葛根湯加川芎辛夷《かっこんとうかせんきゅうしんい》②を飲んでいます。彼は漢方薬が大好きで、そのまま飲んでおいしいと言ってくれています。

2歳のBくんは、

「ヨモギっ……くなない」

「?･?･?･」

よくよく聞くと「ヨモギっ、ください」

そう、漢方の入浴剤のことでした。乾燥肌で皮膚のかゆみの強いお子さんたちに入浴剤パック（当帰《とうき》、地黄《じおう》、茵陳蒿《いんちんこう》、甘草《かんぞう》）を処方しているのですが、中に入っている茵陳蒿《いんちんこう》という生薬がかわらよもぎの花蕾を乾燥させたものなので、ヨモギの香りがします。2歳になったばかりのお子さんが、一生懸命ヨモギ、ヨモギって言っている姿はとっても微笑ましいのです。漢方は漢字で名前も難しいのに、小さくても皆一生懸命お薬の名前を覚えてくれます。

困ったことが……

1歳の○○くんは、保育所に行くようになってから、しょっちゅう風邪をひき、毎月肺炎で入院するため、お母さんも困っていました。そんなときは漢方薬の出番で、「体の抵抗力をあげて、病気にかかりにくくする体質改善のお薬飲んでみる？　漢方やから、ちょっと飲みにくいけれど、飲んだら効くよ」

しかし、彼はそのまま普通に飲んでくれたそうです。すると、あんなに病弱だったのに、お熱を出すことがなくなり、めでたしめでたしなのですが、お母さんから「ただ一つ困ったことが……」と相談されました。

「なあに?」

「この子、西洋薬を嫌がって飲まなくなったんです」

彼は喘息もあるので、できれば西洋薬も必要です。どうしようかと考えていたら、お母さんから「漢方薬に混ぜて飲ませてみます」

普通は、逆なのに、これには、びっくりしました。

漢方は体に合うとおいしく感じるものです。この子のように、最初からおいしいと飲んでくれるお子さんもいますし、最初は飲みにくくて何かに混ぜて飲んでいても長期に飲むうちにたいていそのまま飲めるようになるから不思議です。

いい子に育ったね

私は、開業して13年、その前は近くの病院で5年勤務医をしていましたので、同じ土地で約18年も小児科医をしています。ですから、小さいとき、ずーっとお母さんと一緒に受診されていたお子さんが、中高生になって一人で来院されます。久しぶりに見るお子さんは、とても成長して素敵な少年少女になっています。

「わあー、大きくなったね。来てくれて嬉しい」

そして、後日お母さんにお会いしたときに、「ほんとにいい子に成長したね。お母さん、育児大成功や」とガッツポーズをしています。

どこも悪くない

小学校高学年ぐらいになると、おなか痛い、頭痛いと訴えるお子さんが増えてきます。そんなとき、保護者の方も心配されて病院で色々精査されます。それで、私のところに来て、「検査をしたのですが、どこも悪くないって言われたんです」ととても心配そうにお話されます。そんなときはいつも「よかったやんか。検査して、脳腫瘍がありますとかおなかに異常がありますとか言われたら大変やんか」

「ほんとに、そうですよね。では精神的なものなのでしょうか？」

「いろいろ原因はあるはずだけど、今の痛みは西洋医学的には病気がないけど、この子は本当につらいのよ。こんなときは漢方薬がいいよ。どう、試してみる？」

以前は、こんな場合は、どこも悪くないので、様子をみましょうと言っていましたが、漢方薬という引き出しができてからは困ることがなくなりました。

何食べたの？

時間があれば、私がお母さんによくお聞きする質問です。

「朝ごはん、何食べたの？」

「起きてすぐに、ここに来たから何も食べてません」

「昨日の晩御飯何食べたの？」

「ラーメン」「たこ焼き」などとの答えが返ってきます。私が驚いた顔をすると、

「この子が食べたいっていうから」

「この子、白ご飯しか食べないんです」という場合もあります。

どうも、最近のお子さんの食生活は乱れているようで、好き嫌いが多いお子さんが増えています。「お野菜を食べなさいっていっても食べてくれません」と、よく相談されます。3歳ぐらいですと、私の言うことを理解してくれるので、お子さんにむかって、「○○くん、お野菜食べたら、めっちゃ強くなるで。お母さんが作ったものを食べてくれるって先生と約束してくれる?」と言うとたいていは「うん、わかった」と言ってくれます。○○くん、次にクリニックに来てくれたときに、自動ドアがあいたとたん大きな声で、「ほうれん草食べたで~」

そんなときは、私も含めてスタッフ一同で、「すごーい、めっちゃ、かっこいいやん」

お母さんも嬉しそうです。

お母さんの言うことなんて聞くわけがない

小学校高学年ぐらいになると、反抗期を迎えます。

お母さんが、「私の言うこと全然聞かないんですよ」とよく相談されます。

「この時期、お母さんの言うことを、ハイハイって素直に聞くわけがない。きっといろいろわかってんねんけど、なぜかお母さんに言われたら腹立つのよ。お母さんが中学生ぐらいのとき思い出して。親の言うことときいてた？　あと、１０年ぐらいしたらお母さんのありがたみがよくわかるようになるよ。それが、成長っていうもん。いい子に育っているからこの子のことも信じてあげて」そして、お子さんにむかって、「〇〇ちゃん、お母さんが注意していることわかってるやんね。わかっていることを言われるから腹立つよね。お母さんは、〇〇ちゃんのこと大好きやから口うるさく言うのよ」

抗生剤下さい

どんなに高熱でもウイルス感染には抗生剤は無効です。それでも、患者さんは熱が出たら抗生剤が必要と思っている方も多いのです。また、いまだにウイルス感染でも、細菌の二次感染予防といって、念のために抗生剤を処方する先生方もいます。

ですから、高熱が出るとお母さん方から「抗生剤は飲まなくてもいいんですか？」とよく聞かれます。そんな場合は、ウイルス感染には抗生剤が効かないということと、抗生剤を飲むと、耐性菌ができたり、腸内細菌叢が乱れるなどの不利益があることを説明しています。2～3日高熱が続いている場合は、念のため血液検査をしています。多くの小児科には、微量採血でわかる血球ＣＲＰ測定器があり数分で結果がでるのです。数字をみせて、データで血液検査は異常ないので、抗生剤は必要ないと説明しています。高熱だからという理由で抗生剤をすぐに処方するよりも、処方しないことを説明するほうが大変時間がかかりますが、お子さんのために保護者の方に理解していただくよう精一杯説明させていただいています。

うっそー

インフルエンザの時期、検査キットが大活躍します。検査して結果を説明するときに、「インフルエンザ陽性やったわ」と言うと、よく「えーうそー、ほんまに」と言われます。お母さんもインフルエンザ流行期なので、おそらくインフルエンザだろうと思って来院されているのに、なぜかいざ陽性と言われると、「うっそー」という言葉がでるみたいです。ほんとに、面白いですね。これは大阪だけのようです。私は真面目な小児科医ですよ。そんなことでうそはつきません。

これ、どこの？

最近はお洒落で素敵なお母さんが多いです。ほんとに綺麗で、つい私も目を奪われる方もいます。あまりにも、私好みのものだと、つい「これめっちゃ可愛い。どこで買ったん？　お母さん、いつも素敵ね」と聞いてしまいます。これは、褒めるというより私の個人的な趣味でお尋ねしていることもありますが。あるお母さんは、同じものを買ってプレゼントして下さったこともありました。欲しくて言ったのではなかったのですが……。内面だけでなく、外面を褒めるのも大切です。

はやっ！

私は診察スピードがとても速いのが自慢です。もちろん、経過が長いお子さんや新患の方には時間がかかります。かかりつけのお子さんで、軽い症状のときは、ほんとにあっという間に診療が終わります。そんなときお子さんから「へっ、もう終わり、はやっ」という言葉がよくでます。「○○ちゃんが、賢く診察させてくれたし、病気に全然負けてへんから、先生も楽やったわ。ありがとう」さらに、私は注射も速く、これには、お母さんもお子さんもびっくりで、「えーもう終わったん」

何秒？

これも予防接種のときに、お子さんからよく聞かれます。そんなとき、いつも「じっとしてくれていたら2秒」とお答えしています。「えー、1秒がいい」と言われるのですが、「1秒やったら、痛いねん。ほんとは3秒ぐらいやけど、○○ちゃんは可愛い（かっこいい）から特別に2秒ね」

年をとるのが……

私は実年齢より少し若く見えます。

あるお母さんが、「先生、大きいお子さんいらっしゃるって聞いたんですけど」

「もう、お医者さんになって3年目、26歳なの」

「えー！　先生いったいいくつなんですか？　先生を見ていたら年をとるのが怖くなくなり

ました」

そう、若いお母さんたちに希望を与えるために、私はますます日々努力し続けないといけないのです。いつまで頑張れるかなあ……。

また、来るね

病院なので、なかなか「また、来てね」とはいえません。それなのに、クリニックのことや私のことを気に入ってくれたお子さんたちは、最後に必ず、「ばいばい、また来るわ」と言ってくれます。また来る、ということは病気するということであまりよいことではありません。そんなとき「また、来てくれたら嬉しいけど、病気になったらあかんで。予防接種でまた会おうね」

先生になりたい

5歳の男の子のお母さんが嬉しそうに、「この子、お医者さんになりたいって言うのです。先生に憧れているみたいです」

彼は、「どうやったら、お医者さんになれますか？」と必死に私に聞いてくれます。「お医者さんになりたいって、絶対なるんやって一生懸命頑張ったら、夢はかなうよ。○○くんの夢がお医者さんなんて、先生もうれしい！」

ある日、別の5歳の女の子は、「さかざき先生になりたいです。どうやったらさかざき先生になれますか？」彼女の夢もお医者さんと思って同じお答えをすると、お母さんが「違うんです。この子はお医者さんでなくて、坂﨑先生になりたいって言うんです」

答えはさすがの私も難しかったのですが、このときは本当に嬉しく思いました。

待合室を見よう

待合室の様子を見るためにも、患者さんの呼び込みをするようにしています。そうすると、外来全体を観察して、しんどそうなお子さんはいないか、確認できるのです。また、診察室と待合室で表情がちがうお子さんや保護者の方もいます。お名前を呼んで「はーい」と元気に診察室に来るお子さんもいますが、「いやや―」と逃げるお子さんもいます。発達障害で人見知りが強い場合は、そのまま待合室で診察したり、別のところで診察したりします。待合室の様子と診察室の様子、相手をしっかり見ていると、いろいろなことに気付くことができます。たとえば、待合室ではおもちゃで元気に遊んでいますが、人見知りが強くて診察室に入るとずーっと泣いています。お熱は３９度で診察室では機嫌が悪く見えますが、先ほど元気な姿を見ていますので、まずは大丈夫と判断することができます。

診察はおなじ目線で

お子さんを診察するときは、目線をあわせるようにしています。小さいお子さんが一人で座っているときは、私は椅子からおりて膝を床につけて目線を合わせています。それから、新生児であっても「もしもしさせてね」と話しかけます。お子さんに、気持ちいいと思ってもらえるような診察を心がけています。冬は聴診器が冷たくなるので、あらかじめ温めておきます。また、私の手がガサガサしているとお子さんが嫌がるかもしれないので、ハンドクリームが欠かせません。何よりも、心を込めて優しい笑顔が一番です。嫌な思いをせずに診察が終わった場合、お子さんもとても安心してくれます。いかにして心地よい診察をするか、これが小児科医の腕の見せどころです。

たかが浣腸されど浣腸

小児科外来では、毎日、浣腸が大活躍です。嘔吐で受診され、当日まだ排便がない場合、腸重積の除外のためにも浣腸が必要です。高熱で受診され、問診で2～3日便が出ていない場合、おなかを診察して、すこし張り気味のときは浣腸します。不思議なことに浣腸だけで解熱する場合もあります。

腹痛がひどく、泣きわめいて救急車で受診されたお子さんの場合は、お母さんは虫垂炎を心配されています。腹部診察で虫垂炎は否定的です。お母さんはお子さんがいつ排便したか覚えていません。こんなときは浣腸の出番です。便が出ると、とってもすっきり。あんなおなかをかかえて苦しがっていたのに、ぴんぴんして笑顔です。お母さんは「すみません、便がつまっていただけなんですね」

「便が出そうで出ない痛みは、お子さんにとって、とてもつらいのよ。便秘の腹痛で救急車で来院されるお子さんはたくさんいるのよ。今後は、いつ便が出たか、どんな便が出たか見てあげてね」

きのう夜からぐずぐずいって、ずっと泣いている機嫌が悪い赤ちゃんの場合は、お母さんはどうしたらいいかオロオロしてます。診察しても特に異常は見当たりません。ただ、毎日3〜4回排便するのに、今日は朝から出てないとのことです。浣腸すると、たくさん便とおならが出ました。するとにっこりおっぱいをゴクゴク飲み始めて、お母さんもほっとされました。お子さんの機嫌が悪いときはおなかが痛いことが多いのです。そんなとき、浣腸だけで結構良くなるケースが多いのです。浣腸は小児科医の必須アイテムです。

お口、あーん

小児科の診察では、咽頭の診察「お口、あーん」をすることがとても多いです。ただ、一度舌圧子で嫌な思いをしたお子さんは、診察室に入るなり「お口しない？ お口しない？ いやーいやー」

こんなときは、「上手にお口あけてくれたら、これ（舌圧子）使えへんよ」

お母さんが口をあけてみたり、鏡を見せてみたり、一生懸命説明してあげると、お口をあけてくれる。それでもいやーっと泣いているときは、口をあけた瞬間にのどを見ます。

「わーできた。のど、見れたよ。ほら痛くなかったでしょう。大丈夫」むりにオエッとならなかったので、お子さんはもう終わったのと唖然としています。

「今度からね、お口あけられるから棒（舌圧子）いらん、って言ってね。カルテにも舌圧子いらん、って書いとくわ。お家でも、ママと練習してみてね」

小さなお子さんでも、説得して待つ、これがとても大切です。

終了間際の駆け込みダッシュ

当院の受付は夕方18時までです。たいてい17時30分ぐらいになると、患者さんがどんどん増えて、予約システムのパソコン画面に名前が増えていきます。当院は予約優先にしていますが、予約外のお子さんももちろん診察しています。終了間際に来院されるのは、主に当日予約をとることができなかった方、お仕事が終わってから保育園にお迎えに行って来院される方などです。1日働いて、もうすぐ終わりにもう一波乱。さすがの私もちょっとイライラすることがあります。そんなときはいつも私にとって、今日100人目のお子さんでも、お母さんとお子さんにとっては私が一人目のお医者さん、大切なお子さんを私のところにわざわざ連れてきてくれた、さあ、気合いれてもうひと頑張りと思うようにしています。毎日毎日この繰り返しですが、多くの小児科医の中から私を選んでくれた、私のことを好きでいてくれると考えると、自然と笑顔になれるのです。それでも、やる気がでないときは、補中益気湯《ほちゅうえっきとう》㊶を一服です。そうするとテンション上がって、最後まで元気に頑張れます。

点滴、採血のときは

お子さんにとって、嫌な点滴や採血。当院ではその処置の際、保護者の方は処置室の外で待ってもらいます。もちろん、お母さんに手元をじーっと見られていると緊張するからというのもあります。それよりも、グルグル巻きにされて大泣きして、「ママ〜」と泣き叫んでいるのにそばにいるお母さんは助けることができません。お子さんは、「ママが助けてくれなかった」と思うでしょう。それよりも処置が終わったあとにお母さんが現れて抱っこしてくれたら、「ママが助けに来てくれた」と思うでしょう。お母さんを悪者にしないように、別のところで待ってもらうようにしています。お母さんはお子さんにとって、いつも正義の味方なのです。

パパはイクメン。

以前はお父さんが苦手でした。いろいろ質問しても、よくわからないことが多かったからです。

「食欲はありますか？」

「さあ」

「夜はちゃんと眠れていますか？」

「一緒にねてへんからわからへん」

何でやねんと思いつつ、お子さんの状態だけで診察する必要があったからです。ところが、最近のお父さんはイクメンが多いのです。お母さんよりちゃんと観察している方もいます。保育園の急な呼び出しもお父さんがお迎えです。スーツを着て、抱っこひもでお子さんを抱えて、ビジネスバッグを持っている姿は、とっても素敵です。

今までは、たいていお母さんがお子さんを連れてきて、お父さんの悪口を言って帰ることが多かったのですが、最近はその逆も増えてきました。そのたびに、「パパがこんなに育児してくれるから、ママは幸せやわ。パパとしても旦那さんとしても100点!」

お母さんはいつも正しい。

これは、私が医師になって3年目のときに上司から教えていただいた言葉です。お母さんの言うことを、どんなことでも真剣によく聞きなさいという意味合いなのだと思います。愛情たっぷりで毎日お子さんを観察しているお母さんが、何かが違ういつもと違うという情報はとても大切です。いつも、この言葉を忘れないように診療するように心がけています。

何を望まれているのか？

もちろん、病気を早く治すのが一番です。しかし、私の方針を一方的に押し付けるだけではうまくいきません。お母さんは何を望んでいるのか？　いつも考えます。そのためには、いろいろな言葉を選び、相手の希望を探ります。薬が欲しいのか、できたら薬を飲まずに治したいのか？　点滴をしてほしいのか？　血液検査がしたいのか？　総合病院を紹介してほしいのか？　もちろん、絶対必要のない検査や点滴はしませんが、できるだけご希望に添えるような治療をしながら、私の考えもお話して、少しずつ納得していただくことも大切だと思っています。

小児科医の苦労

診察でお子さんが泣いてしまうと、詳しい胸部診察ができません。心雑音や胸部の喘鳴がはっきり聞こえなくなるからです。ですから、どうやったら泣かずに診察させてくれるか、そのために小児科医は日々大変な努力をしています。

アンパンマンやミッキーマウス、あらゆるおもちゃを手にもってお子さんのご機嫌とりです。音が鳴るものが結構好評ですが、医師と視線が合うと泣く場合もあるので、できるだけ視線を合わさない工夫も必要です。ばいばいと言うと、もう終わりとわかって一瞬泣き止むお子さんもいるので、ばいばーいと言いながら泣き止む一瞬を期待して聴診器をあてます。また、お母さんに抱っこしてもらって立ち上がると泣き止む場合もあるので、一緒に立ち上がって、背中からそっと聴診します。

診察室にいるだけで、泣き止まない場合は、待合室で、私の気配を消してそーっと聴診します。お子さんの症状が、湿疹や熱だけで咳はひどくないということであれば、ここまで必死にはなりませんが、夜咳で眠れないなどの症状の場合は、肺の音が大丈夫かどうか最善を尽くしてお子さんの聴診をしているのです。

何でも聞いてカルテに記載

お子さんやご家族のことを知りたいのでさまざまなことをお聞きします。興味を持っているいろんなことをお聞きするのはとても大切なことです。どこの幼稚園、どんな習い事をしているの、次のお子さんの出産予定日、旅行、運動会や遠足などの大切なイベントの日など。それらすべてを覚えきれないので、必ずカルテに記載しています。そうすると、次に来院されたとき、「旅行、楽しかった?」「赤ちゃん、生まれた?」「試合どうだった?」「発表会、可愛かったでしょう。お写真あったら見せて」など会話が広がります。

安心してもらう

お母さんは、風邪をひかせてしまったという罪悪感やこんなに高熱で大丈夫だろうかという不安感を抱えて来院されます。その気持ちを一生懸命聞いて、思いやりをもって説明します。受付のスタッフの話ですが、来院したときに暗い表情のお母さんが、帰るときは全く違って表情が明るくなっていることがあるそうです。まさに成功例です。お母さんが安心して看病するとその気持ちがお子さんにも伝わって、実は風邪を早く治すことにつながるのです。

ママの不定愁訴には

私は小児科医ですので、基本的にはお子さんの診療だけです。しかし、漢方を知ってからは、お母さんの体調を気づかうことができるようになりました。育児や家事には休みがないし手もぬけません。さらにお仕事もされている方が多いです。お母さんにはストレスがいっぱいです。

JCOPY 88002-408

実際、冷え、むくみ、肩こり、頭痛、生理痛、生理前のイライラ、便秘など、訴えが多いのにびっくりしました。そんなとき、漢方を飲んでみませんかとお話しています。お子さんを元気にするには、お母さんを元気にする必要があります。漢方が効くと、次に来院されたときに、お母さんがとても綺麗になっています。お洒落する余裕ができるのか、漢方に美的効果があるのでしょうか？　どちらにしても、生き生きと元気になったお母さんを見ると、とても嬉しく漢方を知っていて本当によかったと思う瞬間です。

外来は舞台

私はダンスが趣味で、もう１９年続けています。何といっても舞台で踊るのがメイン・イベントで、その一瞬に輝くために、日々レッスンをして努力します。もう一つの私の舞台は外来診療です。外来という舞台ではいろいろなドラマがあり、予想できないことも起こりますが、毎日フィナーレまで精一杯診療したいと思っています。朝９時からの舞台に立つために、私は毎朝5時に起床し、お風呂に入って、メイクします。睡眠不足はもっての外なので、必ず22時までには眠ります。医師は中身も大切ですが、見た目もとても大切なのです。朝ごはんもしっかり食べて、お弁当も作ります。クリニックに到着すると、30分は朝のトレーニングです。ストレッチをして体の隅々まで伸ばし、体幹トレーニング、腹筋などで、身体に気合をいれて最終調整です。

「おはようございます」という患者さんの声が聞こえると、背筋がピンと伸びて今日の幕が上がります。

医師は女優

診療中は、お子さんにとって最良の医療ができるように、頭の中ではさまざまなことを考えています。しかし、それをそのままお話しても保護者の方には理解できません。理解しやすいように簡単なやさしい言葉に変換します。以前、血液検査が悪かったとき、そのまま「お母さん、血液検査の結果、あまり良くなかった」と、つい言ってしまったことがあります。その瞬間、お母さんの表情が変わりました。私はしまったと思い、言葉を繕いましたが、お母さんの不安や心配をなかなかぬぐうことはできませんでした。どんなときもやさしく、まずはオブラートに包むように話して、ゆっくり状況を理解してもらうことが大切です。医師はある意味女優でなくてはなりません。そして、どんなときでも、外来という舞台で私はいつも元気な優しい小児科医を演じ続けたいと思っています。

宮本武蔵流ナンパ術

負ける相手とは戦わない

千福貞博

私の外来ナンパ術

私は中学から大学卒業まで「柔道部」で、ナンパとはほど遠い世界にいました。数年前の天神祭に新見正則先生が私のクリニックに訪れました。午前中だけの見学予定でしたが、大阪弁が気に入られたのか、午後も見て帰られたのを覚えています。ところで、この陪診されている新見先生の印象（＝風景）がとても格好良くて、男ながら「彼にナンパされたな」と感じました。

さて、この本の読者は漢方好きであることが多いと思うのですが、漢方医は群れると、不思議な・妖しい集団を形成します。学会であろうが、どこであろうが、漢方仲間を拡大していくのが好きなのです。そして、食べたり飲んだり、まじめな話と雑談に花が咲きます。そんなときに「みんなで本を書こう」と新見先生から話が出てきて、「よっしゃ！」と勢いで引き受けたわけです。

ところで、私がナンパしたいのは患者の心だけではありません。この本の読者のように少し漢方に興味を持った人を「日本医学の世界」にナンパしたいのです。ぜひうまく、私の柔道の得意技である「口車」に引っかかって下さい。

見切り

嘘か本当か、宮本武蔵が負けなかったのは、負ける相手と試合をしなかったからとされています。

さて、漢方の診察方法には「望聞問切《ぼうぶんもんせつ》」とあり、この順番で診察が重視されています。トップの望診とは視覚を使って診ることです。どうして望診が最重要なのでしょうか？　舌の所見を診る、舌診が大切だからでしょうか？

私は、患者の入室時にこの望診で、剣道や柔道などでいう「見切り」をしているのだと感じています。つまり、この患者の病に自分の能力・知識で勝てるかどうかを瞬時に判断しているわけです。換言すると、「ナンパ」して、ふられそうか、お茶でも飲めそうか、を考えているのです。

では、勝てそうにない相手と、どう戦うか？　これは相手の「隙」を見つけて戦うことです。これから、その「隙」の見つけ方について語っていきたいと思います。

後の先

手強い相手に対しては、相手の動きに応じて動くことが大切です。柔道では「引かば押せ、押さば引け（回れ）」とよく言われ、「柔よく剛を制す」をするための基本です。若い世代にはボクシングの「クロス・カウンター」と説明した方がわかりやすいかもしれません。要するに、相手の動きを察知して、その力を利用するのです。

外来の第一声で簡単に勝てそうだと思って、

医師：「お疲れのようですね」とか、

医師：「調子が良さそうですね」、あるいは、

医師：「風邪ですか？」

などと先手を打つと反撃に出られるのです。

患者：「そういうことで、ここに来たのではありません！」と相手がこの動きにでると、隙が閉ざされてしまいます。強そうな相手には、ここ一番、動きを待ち、「後の先」をとります。

ただし、どうしても先手が打ちたいときは、軽く、

医師：「今日は、どうされましたか？」とジャブを出します。

なぜ2番目？

望聞問切《ぼうぶんもんせつ》の望診が1番目にあることは「見切り」で説明しました。では、聞診がなぜ2番目なのでしょうか？

これを考えるときに3番目もみてみましょう。「問診」になっています。先ほどの「後の先」と同じで、「『問う』の前に『聞け』」ということだと思います。

ただし、聞診の漢方医学的な本当の意味は、auditory and olfactory examination と後半に「嗅

覚を利用する診察」がついてきます。不思議に思うかもしれませんが、現代中国語の辞書で「聞」はwenの第二声、この漢字は日本語の「聞く、聞こえる」の意味のほかに「臭いをかぐ」と出てきます（中日辞典で調べてみてください。「問」もwenですが第四声です）。

アナログ病とデジタル病

どこかの学会で聞いた言葉です。高血圧・高脂血症・糖尿病のように、特定の数字より上であれば病気と診断されるようなものをデジタル病、「足が冷えます」「とにかく怠いです」「胃カメラは正常ですが、吐き気がします」など数値で表せないものをアナログ病と講演されていました。この分類で考えると西洋医学はデジタル病を治すのが得意で、漢方医学はアナログ病を治すのが得意のようです。

患者1：「糖尿病を漢方で治して下さい」
患者2：「降圧剤は飲みたくないので漢方にして下さい」

上記は、診察室でよく聞くフレーズではありませんか。

医師：「そんな病気は漢方では無理です！」と言うよりは、

医師：「病気にはアナログ病というのとデジタル病というのがあってね……」

こう説明すると西洋薬と漢方薬両剤の特性がわかるのか、割と納得してくれるものです。それでも納得してくれない患者には、「わかりました！　将来のために、漢方薬の臨床治験参加に同意願えるわけですね。それではこの同意書にサインをお願いします」とするのが良いのかな？

SSRI、SNRI

もし、逆にアナログ病を漢方薬なしで治療するとすれば、大変困るわけですが、アナログ病に立ち向かう有用な西洋薬がSSRI、SNRIです。精神疾患がすべてアナログ病であると考えれば、当たりまえかもしれません。こう考えると、漢方薬とSSRIの併用療法というのは、ごく自然な日本医学であるような気がします。
ところで、SSRIとSNRIは抗うつ薬であることにおいて同じですが、糖尿病性下肢神経障害や線維筋痛症などに対して鎮痛効果を持つのはSNRIです。Nはnoradrenaline、つまりカテコールアミンで、これを作動させることがSSRIとの違いです。一方、漢方は痛みの治療に「麻黄《まおう》」を使いますが、有効主成分はエフェドリンで、カテコールアミン系シナプスを刺激します。ここでも似ていると思いませんか?

デュロキセチン(サインバルタ®)を鎮痛目的に使うとき、

患者:「先生、うつでもないのに、抗うつ剤はやめてもらえませんか」

医師:「これはね、うつ病でない人の肩こりに『葛根湯《かっこんとう》①』を使ったり、うつ病でない人のリウマチに『越婢加朮湯《えっぴかじゅつとう》㉘』を使ったりするのと同じなんですよ。というのはね、これらの漢方薬に入っている麻黄《まおう》というのは有効主成分が……」

廃薬

まだ続きます。SSRI、SNRIと漢方薬の共通点には廃薬もあげられます。廃薬とは服薬しているうちに症状が良くなって内服薬が不要となることです。

患者：「先生、私は『うつ病』なのですか？」

医師：「そう考えて、これから治療しますよ」

患者：「長く薬を飲み続けないといけないのですよね」

この質問がきたら、にっこり笑って次の説明をします。

医師：「科学が進歩して、高血圧や糖尿病、高脂血症の治療が安全に、しかも、しっかりと異常値を下げることができるようになって、延命が図られています。でも、通常は服薬を終了することはできないのです。抗うつ剤は、確かに長く服用してもらうことになりますが、おそらく2年もしないうちにいったん終了することができます。つまり、抗生剤より時間軸が長くなりますが、頭の中にいる『うつ病菌』を退治するのだと考えてもらって良いです」

患者：「さっき、いったん、と言われましたが、再発するのですか？」

医師：「うちのクリニックに風邪で何回来られていますか？　そのたびに葛根湯《かっこんとう》①や麻黄附子細辛湯《まおうぶしさいしんとう》127ですぐに治っているでしょう。カゼと一緒ですよ。早期発見・早期治療！」

患者：「でも、再発したくないな」

医師：「そのときは、喩えの風邪と同じになるのですが、香蘇散《こうそさん》70や補中益気湯《ほちゅうえっきとう》41などの方剤、つまり漢方でいう『気』に作用する薬を飲み続けると良いです」

患者：「何かもう『気』が楽になってきました」

「り」→「せ」

漢方治療をしはじめると、いわゆる「難病」患者が診察室に登場してきます。

患者：「○○病院の有名な××先生に診察してもらったのですが、最新の西洋医学的検査に異常はなく、『あなたの病気は治りません』と宣告されました」。以前ならば、

医師：「××先生がそう言うならば仕方がないね」と、さらに追い打ちをかけていたと思い

ます。生意気な発言かもしれませんが、西洋医学は自分の学問に自信を持ちすぎています。ほかの医学がどんなものかを知らなくても平気ですし、「ほかの医学を利用すればどうだろうか」という医療者としての当然の思いやりが働きません。この難病といわれるものですが、漢方などで、ひょっとすると治るかもしれません。したがって、××先生は「残念ながら、私の知識・能力では、あなたの病気は治せません」と言うべきだと思います。

ちなみに、日本医学のこれからの理想は、××先生が次のように言うことです。「今まではここで匙を投げるところなのですが、この頃は漢方も勉強していましてね。これで意外なことが起きるのですよ。良ければ、私の漢方治療にちょっと付き合ってみませんか」です。

一神教・多神教

さて、西洋医学を勉強すると、なぜほかの医学を採用（勉強）しなかったり、利用しなかったりする傾向にあるのでしょうか? これについて富山大学の民族薬物資料館を見学した際に、伏見裕利《ふしみひろとし》民族薬物資料館・特命准教授が宗教の違いでうまく説明されたのを覚えています。西洋はキリスト教、イスラム教、ユダヤ教が主流で、これらの共通点は一神教ということです。一方、日本は八百万神が基本で、多神教です。

古くは西洋医学も自然界のものを利用して治療薬としていました。その代表が柳の樹皮で、これを鎮痛・消炎に利用していました。そして、ここから「一つの神」を見つけるために分離・精製を行い、とうとうアセチルサリチル酸(=アスピリン)を突き止めます。

一方、漢方医学はA医師が「カゼには麻黄《まおう》が効く」、B医師が「いいや、カゼには桂枝《けいし》が効く」、C医師が「生姜《しょうきょう》が効く」、D医師が「葛根《かっこん》がよい」……。これが続いてG医師まで7名いたとします。誰かが「みんなよさそうなんで、全部、混ぜて、鍋みたいにしてみようや」。「おい、この出汁《だし》を飲んでみろや。すごく効くぞ!」。全部の神様を総合して、ハイ、葛根湯《かっこんとう》①のできあがり。これが多神教世界の医学なのです。

この考え方は薬剤に限りません、医学のものの考え方(=プロセス)でも一つの理論を貫き通すか、いろいろな智恵を総合して治療に役立てるか、の違いがあります。

日本人は、年末に教会でクリスマスイブを楽しんで、正月に神社に初詣をして、お盆に墓参りをして経木塔婆を寺に流しに行きます。日本医学は、無理に一神教の思想を使わず、日本人の日常慣習を学べばよいのだと思います。

医療難民を救おう

患者：「最初に内科に行きました。血液検査と検尿で異常がなく、整形外科に回されました。そこでレントゲンとＭＲＩの検査を受けて異常がありませんでした。精神的なものかもしれないとのことで精神科を受診しましたが、『大丈夫！』ということで再診の予約は取れませんでした。婦人科では『完璧に正常です』と言われました。でも症状はあるのです。私は何科に行けばよいのでしょうか？」

どうして、このような医療難民患者ができてしまうのでしょうか？　理由は診断名が付いていないからです。西洋医学の流れは、診察⇓診断⇓治療であって、真ん中にある診断がついていなければ、治療に進めないのです。最近は「総合診療科」という標榜科で、上記のような患者、すなわち医療難民を救済してくれるようです。しかし、この総合診療科でさえも診断をつけようと努力します。

漢方医学の特徴は、脈診・舌診・腹診などによって、診断名がなくても処方・生薬を決定できることです。このため、診察室で奇妙で有名な会話が生まれることがあります。

患者：「先生、結局のところ、私の病気の病名は何なのですか？」

医師：「漢方では『○○湯でよくなる』という病名になります」

患者：「？・？・？」

serendipity

耳慣れない英単語だろうと思います。意味は、（偶然に）ものをうまく見つけ出す能力、掘り出し上手；（-ties）運よく見つけたもの、とあります。研究論文などを書くときに「実験」

をするわけですが、自分の立案した実験が、自分の思い通りのデータを出すかどうかはわかりません。私は「外科侵襲時における血清鉄の動態」を研究していましたが、in vivo でも in vitro でも臨床データでも、自分のプランが悪いのか、何度も失敗を繰り返しました。この不本意のデータはスクラップブックを見ていて不愉快この上ないものですが、ある日「天使の微笑み」となって蘇ってくるのです。「失敗は成功の元」です。自分の考察の仕方が間違っているだけで実験そのものは大成功だったり、特殊な条件下で現象を観察しているデータで正しかったりするのです。生意気かもしれませんが、研究とはそれに気がつくかどうかだと思っています。データを改竄すれば、「天使の微笑み」に合うことはできないのです。（改竄の「竄」という漢字が「鼠」に似ているでしょう。「この『鼠』が1匹いなかったら思い通りの有意差が出るのにな」、研究室にいるときに何回思ったことでしょうか）

患者：「先生、申し訳ないけど、○○は全然治ってへんでぇ」

医師：「そうなんや。脈や舌、それに腹部の所見も完全にその漢方薬でええはずなんやが、全然アカンですか」

患者：「全然治ってへんけど、全然アカンのとはちゃうんや。治して欲しい○○はちっとも

88002-408 JCOPY

良うなってへんけど、実は、××の方がすっごうええんやわ」

医師：「serendipity ちゅうことか」

患者：「……？」

この会話は、漢方外来によく登場します。理由は簡単で、西洋医学は診察⇓診断⇓治療なので、ほかの症状や疾患が治ったりしません。漢方医学は診察⇓治療なので、患者が複数の症状や疾患を持っている場合、どの目的に処方された漢方薬かがわからないためです。そのため医師―患者関係、すなわち、ラポール（rapport）があればあるほど、serendipity に気がついて漢方は上達するのです。

ちなみに複数の症状・病態のすべてが、診察所見に出ていてそれに対して漢方薬を処方した場合は、すべてが治ります。

患者：「この前、先生のくれた漢方薬の下剤って、すごいやんか」

医師：「便がよう出るねやろ」

患者：「ちゃうねん、それはもちろんええねんけど、ニキビが治ってきたし、今まで生理前になったら別人みたいに怒りっぽうなってたんやけど、いま普通やねんわ」

医師：「『おまけ』が付いてきたちゅうわけか。そらぁよかったな。周りの人に表彰状をもらわなアカンな」

serendipityについては私の大好きな書籍「思考の整理学（外山滋比古著、ちくま文庫）」に詳しく記載されています。これから研究を志す若い医師の必読書と考えます。ぜひご一読ください。

レスポンダー

最近、糖尿病の新しい治療剤：DPP－4阻害薬、SGLT2阻害薬が次々と登場して、便利な言葉が頻用されるようになりました。それは「レスポンダー（responder）」です。グリメピリド（アマリール®）などのSU薬は、2次無効（secondary failure）にさえなっていなければ、程度に差はあっても必ず血糖降下作用があります。しかし、先述した新薬には、全く血糖降下作用の発現しないノン・レスポンダー（non-responder）が存在し、SU薬の1次無効

(primary failure)とは区別されます。つまり、ある患者には「害はないけれども全く無駄」という経過になります。

この経過は、証の合っていない漢方薬を患者に投与した場合と同じで、患者はその漢方薬に対してノン・レスポンダーといえます。論理学の「対偶」を使って現代語訳すると、「レスポンダーとは、その薬剤に対して証が合っている」となります。漢方医は「望聞問切《ぼうぶんもんせつ》」で「証」を診て適切な漢方処方を決定しています。つまり、望聞問切《ぼうぶんもんせつ》はレスポンダーであるかどうかの検索ツールなのです。

もし、DPP-4阻害薬やSGLT2阻害薬のレスポンダーかどうかを、脈や舌を診て簡単にわかるならば、西洋医学の糖尿病医だって必ずしているはずです。

良薬は口に苦し

漢方薬を投与しようとすると、漢方服用初心者の方に次のフレーズが登場します。

患者：「先生、『良薬は口に苦し』で、漢方薬は苦いのでしょう。飲みたくないな」私は、この言葉がくるのを楽しみにしています。

医師：「『良薬は口に苦し』は誰の言葉か知っていますか？」

患者：「……？」

医師：「これは論語の著者である孔子の言葉で、孔子家語という書物に載っています。この続きが素晴らしいのですよ。『良薬は口に苦くして、病に利あり。忠言は耳に逆らいて、行いに利あり』となるのです。『耳の痛いことをちゃんと聞くと、人生得するよ！』ということなのです。ところで、孔子さんには申し訳ないのですが、前半部分の比喩はあまり正しくなくて、口においしい漢方が、病気に効くのです」

患者：「ふーーん」

タイムマシン

同じく漢方薬の初心者が口にする有名なフレーズを紹介します。

患者：「先生、漢方薬というのは長く飲み続けて、穏やかに効果が出てくるのですよね」

医師：「それは日本人の大半の人が感じているイメージで、ある有名なお酒のせいでそうなってしまったようです。あのお酒の悪口を言ってるのではありません。あれは私も飲むことがありますよ。ところで、タイムマシンというのをご存じですか？」

患者：「いきなり、SFネタですか」

医師：「漢方薬が最初にブームとなって登場するのは、後漢の時代で3世紀の初めの頃とされています。有名な書物で『傷寒論《しょうかんろん》』『金匱要略《きんきようりゃく》』というものがあります。タイムマシンでその頃に行ってみましょうよ。そこで、あなたが医師となってクリニックを開業してみてください」

患者：「3世紀の初めというと赤壁の戦いが208年ですから、三国志の時代ということですね」

医師：「その通りです。どんな患者が来ると思いますか？」

患者：「熱があるとか、おなかが痛いとか、頭痛がするとかでしょうね」

医師：「それらを総称して、医学用語では急性疾患と言います。これらに対して、『1ヵ月ぐらい、この漢方薬を服用すれば治りますよ』と説明したとしましょう。その患者さんは再来に訪れると思いますか」

患者：「なるほど、経済的にリッチじゃないから、二度と来ないでしょうね。わかった！その漢方薬の出典となっている書物が古い場合は即効性があるはずなんだ」

医師：「ご名答！　もちろん宋の時代や明の時代の書物が出典の漢方薬もあり、これらになるとじっくりと効果の出てくるものもあります。ちなみにエキス製剤の半分近くが、先ほどタイムマシンで行ってきた後漢の時代のものです」

患者：「たしか曹操には華佗（後漢末：109？－207？）という外科医が仕えていたのですよね」

医師：「三国志マニアですね。彼は麻沸散《まふつさん》という麻酔剤で開腹手術をしていたらしいですが、その処方は現存していません。正月に飲む『お屠蘇』は彼の処方らしいです」

薬味数の謎

「より古い原典の漢方薬は即効性がある」という話をしました。実は、もっと簡単に即効性かどうかを見分ける方法があります。漢方薬の構成生薬の数、これを「薬味数」といい、この数が少ないほど即効性があるのです。たとえば、芍薬甘草湯《しゃくやくかんぞうとう》㊳はこむら返りに超即効性を示します。この漢方薬の構成生薬は名前の通りの「芍薬《しゃくやく》」と「甘草《かんぞう》」で薬味数は2味です。一方、抗肥満薬として有名な防風通聖散《ぼうふうつうしょうさん》㉜の薬味数は18味で、エキス製剤中で最多となり即効性がないことになります。

ならば、「薬味数は少なければ少ないほど有利ではないか」と考えられます。しかし、欠点もあります。薬味数が少ないものは、薬理学で学んだ薬剤耐性(tachyphylaxis)が生じます。つまり、その薬剤の服用回数が増えてくると効果が減弱していきます。この現象がよく生じるのは大黄甘草湯《だいおうかんぞうとう》㊹です。

患者:「先生、この頃この下剤の大黄甘草湯《だいおうかんぞうとう》㊹が効かなくなったよ」

医師:「この薬は即効性があって有用なのですが、毎日飲んでたら効かなくなるのですよ」

患者：「毎日飲めて、効果の落ちないものがありますか？」

医師：「漢方薬を構成している生薬の数を増やすと、その不都合を防げます。通導散《つうどうさん》⑩⑤とか桃核承気湯《とうかくじょうきとう》⑥①にしてみましょう」

耐性の問題は5味以上だと回避できると考えていますが、まれに5味の桃核承気湯《とうかくじょうきとう》⑥①でも耐性の生じることがあります。では、即効性があって、しかも確実に薬剤耐性の生じない理想的な薬味数があるでしょうか？　私は葛根湯《かっこんとう》①、小柴胡湯《しょうさいことう》⑨、半夏瀉心湯《はんげしゃしんとう》⑭という優れた漢方処方、それにうどん・そばに振掛ける「唐辛子」がすべて7味で構成されていることを踏まえて、「7」という数字を理想と考えています。

ところで、われわれ日本人は多神教と申しましたが、生まれてから死ぬまでにお世話になりそうな神様をピックアップするとすれば、何人ぐらい必要だと思いますか？　私はそれが「七福神」であると思っています。決して「千福神」ではありません。

般若心経

般若心経の中に「(無)色声香味触《しきしょうこうみそく》……」とあります。望聞問切《ぼうぶんもんせつ》と少し似ていますが、これは五感そのもので「色は視覚、声は聴覚、香は嗅覚、味は味覚、触は触覚」のことです。重要視している順番が漢方医学の診察とほとんど同じなのが興味深いことです。実は般若心経はこの五感の後に「法《ほう》」と続きます。では、「法覚」という感覚は何か？　医師をやっていれば、誰もが鍛えられている“sixth sense”のことだそうです。

患者：「ところで先生、なんで私が『がん』かもしれんってわかったんでっか？　脈でっか、舌でっか、それとも、腹を触らはったときでっか？」

医師：「……」

私は、“(the) sixth sense”と題されるブルース・ウィリス主演の映画が大好きです。ダイ・ハードで有名なアクション・スターですが、ここでは、心優しい小児精神科医を見事に演じています。ストーリーは少し怖い話ですが、見終わって「医者ならそうするよな」という人情あふれるものです。ぜひご覧ください。

脈診

「うつ病を診るときには『脈診』が重要である」と言えば、患者ばかりか医師までも不思議に思うでしょう。私もその一人でした。ここからは望聞問切《ぼうぶんもんせつ》の切診の説明をします。

脈などで何がわかるのか？　まず基本の基本として、落語のネタにある「葛根湯《かっこんとう》」を例にとります。葛根湯《かっこんとう》を使うときに有用な脈とは「浮脈《ふみゃく》」というもので、患者の橈骨動脈が皮膚すれすれに指を置いても触知可能なものです。橈骨動脈が皮膚の方に浮いてきている、という意味だと考えられます。この逆が当然「沈脈《ちんみゃく》」というものです。診家枢要《しんかすうよう》という脈診学の名著によると、この沈脈《ちんみゃく》のひどい状態が患者左前腕の一番遠位側（心脈）で診られた場合に「うつ病」であるとされています。

おそらく読者の大半は「眉唾物」と思っておられるでしょう。「百聞は一見に如かず」で、うつ病患者を見つけて脈診を丁寧にしてみてください。大半の読者は「脈診畏るべし！」と考えて、脈診学の本を買いに行くと思います。ただし、未熟者の見解かもしれませんが、私は脈診学の多くの著書が「すべての部位のあらゆる脈の状態に病的意義を持たせている」のは誤りであると思います。つまり、DNAにも nonsense codon があるように、堂々とこの脈は「空欄（＝何の意味もない）」としてよいような脈があると考えています。

ところで、全体的に沈脈の時は「睡眠不足」か「全身倦怠感」を表しています。脈を診ながら、

医師：「あれ、昨日はあまり眠れなかったのですね」

患者：「ど、どうして脈でそんなことがわかるのですか？」

医師：「まあ、一応医者なのでね。（エヘヘ）」

これで、脈診トレーニングを開始してください。

日食の予言

患者：「脈を診て、舌を診て、おなかを触って漢方処方を決めておられるのですよね」
医師：「そうですよ」
患者：「先生は採血もレントゲンもエコーもされてますが、昔、なかったのですよね」
医師：「そうですよ」
患者：「ということは、昔はいい加減な医療だったんでしょうね」
医師：「それは違うと思います。もちろん採血データやレントゲン所見はとても大切です。でも、昔もしっかり治療できていたと思いますよ」
患者：「先生が漢方びいきだからでしょう？」
医師：「日食の予言は、いつからできるようになったか知っていますか？」
患者：「ニュートンからかな、待てよ、天文学だからケプラーぐらいからかな」
医師：「答えは、ギリシャの時代、タレスという哲学者が最初の予言を行っています。紀元前585年5月28日にアテネで起こることを示しています。『エジプトはナイルのたまもの』

という言葉で有名なヘロドトスの『歴史』にこの日食予言の記載があるようです。天体望遠鏡も微積分もない時代ですよね」

患者：「何が言いたいのですか」

医師：「タレスは空をじっくりと観察して、月の軌道と太陽の軌道を考え、それの重なり合う日時を当時の数学の知識で求めていったのです」

患者：「先生の言いたいことがわかりました。最新のテクノロジーがなくても丁寧に自然現象を観察すれば日食は予言できた。病気ごときは丁寧に患者を見たり触ったりしたら、治すことができるのではないか、ということですね」

医師：「その通り。このタレスはアルケーで『万物は水なり』とした人です。このことは高校の倫理社会科で習ったと思います。残念ながら、漢方好きの私には『万物は気血水なり』としてほしかったのですが……」

JCOPY 88002-408

ついでに在宅医療

検査機器がないために在宅医療を不安に思ったことがありませんか。最近は小さなポータブルエコーや心電図も作られてきています。しかし、レントゲンを持って行くのはできないでしょう。漢方をするようになって、「脈診と舌診と腹診でなんとかなるかもしれない、これに聴診器があるじゃないか」、そう思って往診に行けるようになりました。

これから在宅医療の必要性がますます増えてくると感じています。これから日本は空前の超高齢社会をむかえます。若い日本人医師は是非とも漢方の診察法を習得して下さい。

ちなみに、脈診・舌診・腹診を在宅医療で行うとこうなります。

患者：「いろいろ触ったり、見たりしはんねやな。これまで病院でこんなに丁寧に触ってもうたことあらしまへんで、先生は変わってまんな。おもろいわ」

医師：「おもろいやろぅ。これが漢方医学ちゅうもんですわ」

患者：「さっき腹《はら》触ってもうたから、何かおなか減ってきたわ。おおきに」

医師：「何でも言うてくれてええで、いろいろ作戦があるさかいな。今日はこれで帰るで、ほな、さいなら」

漢方は腹診

腹診は日本で発達した診察法で、診断的価値の高いものと考えています。通常は9項目、すなわち、①腹力、②腹直筋緊張、③腹壁の温度、④心下痞鞕《しんかひこう》、⑤胸脇苦満《きょうきょうくまん》、⑥臍上悸、⑦瘀血《おけつ》、⑧小腹不仁《しょうふくふじん》、⑨振水音を診ています。これらの何かが陽性であれば、ある生薬・ある漢方処方を使うと有用であるということになります。つまり、「証（＝レスポンダーとなる処方）」を診ています。

価値が高いといったのは、これら9項目が数学の用語でいう互いに「独立性」が高いことによります。つまり⑤胸脇苦満《きょうきょうくまん》が陽性であるということと、⑦瘀血《おけつ》が陽性であるということの意味は全く異なります。⑤胸脇苦満《きょうきょうくまん》の所見は「柴胡《さいこ》」が含まれた漢方方剤を使うのがＹｅｓ／Ｎｏを表わしています。⑦瘀血《おけつ》は「牡丹《ぼたん》」などの生薬が含まれた駆瘀血剤《くおけつざい》を使うのがＹｅｓ／Ｎｏ

を表わしているわけです。両者は独立性が強いので、Ｙｅｓ－Ｙｅｓ、Ｙｅｓ－Ｎｏ、Ｎｏ－Ｙｅｓ、Ｎｏ－Ｎｏのパターンに患者は分かれます。簡単に数式で記載すると、２の２乗＝４つにグループ分けをすることができます。このように各所見の意味することの独立性が高ければ、処方の弁別能力が高くなります。たとえば、腹診の各所見が完全に独立したものであると仮定すると、９項目あるので２の９乗＝５１２処方の使い分けが可能になるということです。エキス製剤の大手メーカーであるツムラの処方数は高々１２８処方です。腹診を完全にマスターすると簡単に使い分けられそうです。「漢方は腹診」とよく言われるのはこんなところにあるのかもしれません。

腹診は治療法か？

腹診は診察法として有用なだけではありません。たとえば、⑥臍上悸が強ければ、患者は「イライラ」しています。腹診しながら話しかけます。

医師：「何をそんなに怒ってるんですか？」
患者：「先生には何でもお見通しって訳ですか。実はね……」
この会話で患者はカタルシスになって、少し癒やされていきます。おなかに手を乗せながら話をするというのも有効に作用しているものと考えています。
しかし、腹診はそれにとどまりません。⑦瘀血《おけつ》が面白いのです。瘀血《おけつ》の所見は、優しくマッサージしていくと治っていくのです。典型的な治癒機転のときには腸管の「グル音」が聞かれます。読者に試してもらいたい疾患は2つあります。「過換気症候群」、「原因不明の腰痛」です。

過換気症候群

私は過換気症候群の患者がどうして、酸素が足りているのに「息苦しい！」とか「息が入らない！」というのか不思議で仕方がありませんでした。漢方医学はこの原因の突破口を広げようとしていると考えます。過換気症候群で腹診をすると、全例に強烈な瘀血《おけつ》を認めます。下腹部を臍の方に向けて圧すると「ウワッ！　痛いです！」と叫ばれます。この瘀血《おけつ》の圧痛点には軽い硬結のようなものを触知し、これを優しく揉んでいると消えていきます。この硬結消失の瞬間、患者は「アッ？　息ができる!!」と安心の声をあげます。この現象を何回か診（見）ていて気づいたのは、過換気発作時には胸式呼吸なのですが、発作が解除すると、下腹部の圧痛（瘀血《おけつ》）が消失するためか腹式呼吸ができるようになっているのです。

なお、漢方処方では、甘麦大棗湯《かんばくたいそうとう》(72)と苓桂朮甘湯《りょうけいじゅつかんとう》㊴を合方して作る「苓桂甘棗湯《りょうけいかんそうとう》」が有用です。瘀血《おけつ》部をマッサージする前に服用してもらうとより有効です。さらに、鍼のできる医師は駆瘀血《くおけつ》マッサージに加えて、尺沢《しゃくたく》（ＬＵ５）と中封《ちゅうほう》（ＬＲ４）に瘀血《おけつ》処置の鍼をする長野潔先生の方法を付加されるともっと即効性があります。

患者：「先生！　漢方薬を飲んで、おなかをさすってもらって、鍼をしたら治るということは、この息苦しさは精神的なものではないのですか？」

医師：「詳しいことは、私にもよくわからないのですが、この方法で治るということはわかってきました」

原因不明の腰痛

整形外科の医師にとって、ＭＲＩやＣＴで異常のない腰痛ほどやっかいなものはないと思います。

患者：「2週間アセトアミノフェンを服用して、湿布を貼って、腰痛体操していますが、申し訳ないのですが少しもよくなっていません。何か他の方法はありませんか？」

医師：「このような場合は神経障害性疼痛といって、新しい薬ができてきているのですよ」

患者：「実は、ここに来る前にそれらを試したかもしれません。〇〇〇とか××××ですよね」

医師：「アア、そうです」

このようなときには、すぐに腹診をしてみてください。瘀血《おけつ》だけで結構です。そうすると右腰痛が強ければ右に瘀血《おけつ》が出現し、左腰痛だと左に出現しています。これをマッサージして症状が少しでも緩和されているようならば、桂枝茯苓丸《けいしぶくりょうがん》㉕＋芍薬甘草湯《しゃくやくかんぞうとう》(68)（原南陽の「甲字湯《こうじとう》」に近いです）を服用してもらってください。先述のように、鍼のできる先生なら長野式瘀血処置も極めて有用です。この場合、右腰痛の時は右の尺沢《しゃくたく》（ＬＵ５）だけで十分です。

医師：「どうですか？」

患者：「どうですかって。すごいです。これを初めからやったらだめなのですか？」

医師：「なぜ治るのかよくわかってないものですから……」

患者：「痛み止めや湿布で腰痛を誤魔化す方が理論的ということですか？」

医師：「なるほど……」

ついでに、これでも治らない腰痛に対しては、防已黄耆湯《ぼういおうぎとう》⑳＋麻杏薏甘湯《まきょうよくかんとう》78が有用です。

さらに腹診

最近の老人医学の言葉に「サルコペニア（sarcopenia）」や「フレイル（frailty）」というのが頻繁に登場してきます。筋力の低下、筋肉量の減少などによる現象や状態です。ダジャレのようですが、寝たきり状態になるか、日常生活が行えるかの間を「振れ（て）いる」状態だそうです。

漢方医学では、このような状況を「腎虚《じんきょ》」という言葉で表現し、処方は八味地黄丸《はちみじおうがん》⑦や牛車《ごしゃ》腎気丸《じんきがん》(107)、それに加えて、最近では人参養栄湯《にんじんようえいとう》(108)が頻用されます。これらを使用する根拠となる腹診所見は⑧小腹不仁《しょうふくふじん》です。この小腹不仁《しょうふくふじん》とは、臍下で左右の腹直筋が萎縮することによって、正中部に間隙が生じる所見です。つまり、下腹直筋のサルコペニアです。従来、漢方医は「握力の低下」や「大腿周囲径の減少」よりも早期に小腹不仁《しょうふくふじん》が生じ、これが老化の初期症状であるサルコペニア第一期と知っていたのかもしれません。国際学会などでサルコペニアやフレイルについて講演する読者は、日本人医師の矜持として小腹不仁《しょうふくふじん》を世界に発信してください。

"Since a very long time ago, oriental doctors, especially, Japanese doctors have already recognized sarcopenia, called SYOFUKUFUJIN. This sign represents atrophy of the lower part of the abdominal rectus muscle, and it occurs in the early stage of aging, called *JINKYO*."

（加油！）

冷暖自知

これは禅の言葉です。「器の中の水が冷たいか暖かいかは、あれこれ考えるよりも、手を中に入れてみるとよくわかる」ということです。

患者：「本当に漢方薬というのは効くのですか?」

医師：「冷暖自知!」

患者：「?・?・?」

最澄と空海

患者：「この漢方薬は瘀血《おけつ》のあるときに飲むのですよね。私には瘀血《おけつ》というよりも気虚《ききょ》があると思っています。だから、参耆《じんぎ》剤の何かが私に必要なのではないのですか、それに、この××という生薬には……」

医師：「そうですか。ところで、前に処方した漢方薬は、何週間飲まれましたか？」

患者：「いえ、まだ。十分に理解していないので、服用していません」

このような「情報マニア（オタク？）」の診療で困ったことになったことがありませんか。こんなときに平安仏教の二人が役に立つかもしれません。

医師：「最澄（＝伝教大師）と空海（＝弘法大師）は知ってますよね」

患者：「……？」

医師：「日本に帰ってきたあるとき、最澄が空海にお経の本を借りようとしたら、空海が少しいたずら混じりでこう返信しています。『妙薬、函に満つれども、嘗めざれば、益なし。珍衣、櫃に満つれども、着ざれば、即ち寒し（性霊集）』と、最澄が勉強ばかりしようとするので、本来の目的を失ったらだめですよって、空海が警告しているのです。あなたの医学の勉強も少し最澄さんになりつつありますよ」

竜骨《りゅうこつ》・牡蛎《ぼれい》

竜骨《りゅうこつ》、竜の骨まで漢方医学は使っています。もちろん、竜は恐竜かマンモスのことであったと考えられます。竜の骨や牡蛎の貝殻は水の中に入れると沈んでいって、落ちて底に着きます。だから、これを煎じて服用すると「落ち着きます」という落ちのようなものがあります。しかし、これは冗談ではなく「形象医学」という考えだそうです。患者への説明には笑いも取れますし、うまく使ってください。

ちなみに、世界史の好きな患者向けに竜骨《りゅうこつ》のうならせるネタを持っています。中国の歴史で「周」より以前の「殷」というのは存在するのかどうか、もめていた時期があります。そんな折の1899年に、北京の「薬屋」で販売されていた「竜骨《りゅうこつ》」に模様がついていることに気が付いた人がいました。何と、それが甲骨文字であり、殷墟の発見へとつながっていくのです。

リンゴは木から落ちる

患者：「先生はよく漢方薬を使われますが、非科学的ではありませんか？」

医師：「では、『科学的』という言葉の定義は何ですか？ Newtonの物理学が示す"F＝ma"のような法則があれば科学的ですか？ だとすると、残念ながら最先端の西洋医学も非科学的です。まだ病気に対する法則は今のところ存在しません。EBM（evidence based medicine）といって一時は西洋医学も科学をめざしました。しかし、これは統計学による強要であって、適応を厳しくしてしまうと『マクドナルドのハンバーガー』になってしまいます。『一期一会』とも思われる『患者―医師間に形成される唯一無二の診療風景（＝味）』はEBMで同一化されていきます。つまり、どこで食べても、だれが診ても、同じ味（診療）になるのです。説明を変えると、医学部は理科系か文科系かという質問に対して、開業医（＝町医者）を長くやっていると文科系の分野が大切だと感じています。

ところで、『リンゴが木から落ちる』は科学的と思いますか？ 実は、それ以降も観察を続け、木から桃も落ちる、梨も落ちる、猿も落ちる、と進んでいったから成熟した科学になるのです。

『リンゴが木から落ちる』と気づくのは科学の第1ページなのです。歴代の漢方医が2000年近くにわたって『この漢方薬はこんな人に効く、あんな人に効く』と日夜まじめに観察・蓄積しているのが漢方医学です。これは非科学的な行為ですか？」

どうでもいいこと

前段で「マクドナルドのハンバーガー」を「世界中、どこで食べても同じ味」という比喩に使ってしまいましたが、マクドナルドを略すときに「マック」と言いますか、それとも「マクド」と言いますか？　これは関西と関東の違いで、西に住む私は「マクド」派です。この現象は医学の世界にも存在します。

下剤「酸化マグネシウム」を「カマ」と言いますか、「カマグ」と言いますか？　これも東西の違いで、西は「カマグ」、東は「カマ」です。そして、その境界が関西・関東という言葉の語源通り、なんと「関ヶ原」（＝岐阜県）であることを発見しました。

気のせい

日本医学に「気のせい」という言葉をぜひ広めたいと思っています。

患者：「先生、聞いて下さい。前の先生は私のこの状態を『気のせい』だというのですよ！」

医師：「私もその通りだと思います。だから、ここからが難しいのです」

患者：「？・？・？」

医師：「『気』のせいといっても、『気虚《ききょ》』『気鬱《きうつ》』『気逆《きぎゃく》』と簡単に分けても3通りあります。これらが複合している場合もあるので、気のせいで起こっている症状を治すのは、一筋縄ではいかないのです」

患者：「そんな意味で『気のせいだ』と言われてたのですか？」

医師：「現在、日本人の医師なら、この程度の漢方知識は学生時代に全員習っていますよ。ただし、半夏厚朴湯《はんげこうぼくとう》⑯や香蘇散《こうそさん》(70)、苓桂朮甘湯《りょうけいじゅつかんとう》㊴など、どの漢方処方で治すとよいか、ここまでは教わっていません」

患者：「『気』のせいなので、前の先生は『自分の知識では治せそうもない』と言いたかったわけですか」

医師：「その通りです。よい先生に診てもらいましたね。この次に行ったら、『今度も気のせいのようですが、だいぶ勉強したので私にやらせてもらえませんか』と言うタイプですね」

脾が悪い

患者：「先日、鍼の先生から『あなたは脾が悪い』と指摘されました。脾臓が悪いということは、悪性リンパ腫や血液病みたいなものになっているのですか?」

医師：「鍼の先生の言われた『脾』は西洋医学の『脾臓（＝spleen）』とは違うのです。漢方医学が語る臓器は、五臓六腑という言葉で知っていると思いますが、臓器が5つしかないのです」

患者：「5つしか? ということはほかにもあるのですか?」

医師：「五臓は肝・心・脾・肺・腎の5つです。おなかの真ん中にあって、消化に大切な臓

88002-408 JCOPY

器が抜けています。中学校の理科で習っていますよ」
患者：「アア、わかった！　膵臓がないですね」
医師：「ピンポン！　五臓の概念ができたのは、前漢の時代、つまり紀元前のことなので、膵臓がないのは当たり前なのです。当時の医師が『ホルマリンで処理していない人体解剖をしたから』も一つの理由ですが、他にも大切な理由が考えられます。人体解剖するときに、本当に死んだかどうかがわからないので、かなり腐敗した状態で行ったはずなのです」
患者：「死んだかどうかわからない？」
医師：「今は、死の臨床3徴候と言って『瞳孔の散大・心拍の停止・呼吸の停止』で『ご臨終』を宣告します。でも前漢の時代にこれはありません。つまり冷たくなって、動かないのが持続して『臨終』を確認、それから解剖したはずです。そうなるとこの時点で、膵臓は自分の消化液で溶けて消失していたはずなのです。これを法医学の用語で自己融解現象（= autolysis）といいます」
患者：「それで、その膵と『脾が悪い』のとどう関係があるのですか？」
医師：「今言ったように膵臓がないので、膵臓の機能をどこかになすりつけなくては人体の機能の説明がつかないでしょう。実は膵臓に一番近い臓器は脾臓（＝spleen）なので、この機能は五臓の『脾』になすりつけられたと考えられます」
患者：「じゃあ、『脾が悪い』という意味は、『膵臓が悪い』ということですか？」
医師：「理屈の上ではそうなるのですが、『脾が悪い』というのは『消化機能全体が弱っている』ということになります」
患者：「確かに最近、食欲ないし、よく下痢します。最初から鍼の先生は『消化機能が弱っている』と言ってくれればよいじゃないですか」
医師：「まっまあ、確かに……」

「膵」という漢字について

患者：「でも先生、『膵』という漢字があるじゃないですか？　中国人は膵臓のあることを知ってたのじゃないですか」

医師：「エヘへ、残念でした！　『膵』は厳密には漢字ではなくて『国字』なのです」

患者：「国字というのはなんですか？」

医師：「Made in Japan の（漢）字なのです。宇田川玄真の『医範提綱（1805年）』に初登場する字で、有名な杉田玄白らによる『解体新書（1774年）』には、この字がないのです。もちろん、原著の解剖学図譜であるターヘル・アナトミア（蘭語）には、膵臓が Groot Klier として記載されています。解体新書では適切な漢字がないので、音訳を交えて『大機里爾』と記載されています」

患者：「歴史を知っていると、医学が楽しくなりますね」

五臓は古くさいか？

患者：「膵臓がない医学というのは不自然で、変なのではないですか？　これで、漢方医学は理論展開するわけでしょう」

医師：「時速60キロメートルの電車が、午前8時にA駅を通過し、そのままの速度で走り続けA駅から60キロメートル先のB駅を通過しました。B駅を通過した時の時刻は何時何分でしょう?」

患者：「そんなの小学生でもわかりますよ。午前9時でしょう」

医師：「アウト！　この問題には、厳密には欠点があります。それが電車の中にいる人の時計によるか、A駅で使用している時計を使うかで異なるので、その指定が必要なのです」

患者：「???」

医師：「電車の中にいる人の時計を使うと、午前9時よりほんの少し前に通過することになります。これは特殊相対性理論の式を使って計算した場合です」

患者：「そんなのズルイです。それは光速に近い速度で走ってる場合のことでしょう」

医師：「光速に近い速度であろうが、特殊相対性理論の式の方が厳密です。でも日常生活で乗る新幹線や飛行機では、アインシュタインの式を使わなくても困らないことが多いでしょう。つまり、日常に診られるcommon diseaseでは、古くさい五臓の理論でも十分に解決できる治療法が見つかりますし、実はこの電車の例と同じく簡単に理解できるのですよ」

未だ木鶏たりえず

名横綱の双葉山が69連勝の後に敗れ、安岡正篤氏に打った電報の文章とされています。原典は「荘子」にあり、闘鶏用の鶏が訓練によって、「むやみに虚勢を張っている時期から」少し強くなって「他の鶏の鳴き声を聞くと興奮します」と。十日経って尋ねると、「まだまだ。ほかの鶏の姿を見ると睨みつけて闘志をみなぎらせます」と。さらに十日経つと、「そろそろよいです。もうほかの鶏の鳴き声を聞いても木彫の鶏のように動く気配がありません。敵は姿を見ただけで逃げ出してしまうでしょう」という話です。

難病と思われるものを診ると、未熟な医師はやたら興奮したり、必死になったりしてしまうものです。しかし、いわゆる名医は静かに診察し、患者はその前に座るだけで心が落ち着き、話を聞いてもらうと心が開き、少し触診を受けると、もうすでに癒やされているのです。このような「木鶏」といわれる医師になれるでしょうか。

ドイツ語のことわざ

どうすれば「望聞問切《ぼうぶんもんせつ》」を巧みにできる「名医」になれるのか？　私の教養時代にはドイツ語が必須であり「同学社版新修ドイツ語辞典」というのを使っていました。授業に疲れていたとき、箱に印刷されたドイツ語：Übung macht den Meister!　が目にとまり、これを辞書で調べて訳してみることにしました。練習は名人を生み出す。つまり、「練習で名人となる」という意味でした。この言葉には続きを付ける人もあり、Es ist noch kein Meister vom Himmel gefallen（天から降りてきた名人などというものはいない）＝「生まれながらの名人はいない」となります。英語ではPractice makes perfectと似たような格言がありますが、「完璧」と「名人」は少し違うように思います。「名人」や「達人」には私もなってみたいですが、「完璧」になるのはお断りかもしれません。

ところで、このドイツ語格言と同じようなことが「徒然草」の第１５０段に書かれています。吉田兼好らしい「名人になるテクニック」も冒頭部分に書かれていますので、ぜひ読者もご一読いただければと思います。参考になりますよ！

百人一首

患者：「先生は本当に漢方医学が好きですね。もし漢方医学に出会わなかったらと思ったことがありますか？」

医師：「百人一首の第43番（＝ツムラの好きな番号です）の恋歌と同じ気持ちです」

「逢ひ見ての　のちの心に　くらぶれば　昔はものを　思はざりけり」

――権中納言敦忠――

そして、外来ナンパ術

新見正則

ご主人死んだら楽ですか？

漢方を手にして外来が診療の舞台に

僕の外来は漢方を手にして激変しました。そして漢方の使い方を深く理解するにつれて外来は楽しい時間に変貌していったのです。外科医としてだけで外来を行っている頃は外来はデューティーでした。単に手術の患者さんを集めるための外来で、そして手術後の患者さんの経過を拝見するための場だったのです。つまり手術が僕の舞台で、その前後は手術のために致し方なく存在する空間と時間でした。そして初診の患者さんが自分の専門領域であれば生き生きとなり、自分の専門領域でなければ、一気に気持ちは沈むのです。

たとえば、一定距離を歩いて下肢が痛くなる状態を間欠性跛行といいます。間欠性跛行には動脈が閉塞して起こる血管性の跛行と、腰部脊柱管狭窄症で生じる間欠性跛行があります。問診では「立って休憩しても歩き出せますか？」と質問すると、だいたい鑑別できます。立位の休憩でも再び同じ距離を歩ければ血管性跛行で、前屈みの姿勢か、または多くの場合は座って休憩しないと歩き出せないのが腰部脊柱管狭窄症による跛行です。しかし、両疾患とも高齢になると頻度が増加する疾患で、両者が共存していることもあります。

そして足部の脈が触れることで動脈閉塞による跛行は除外できます。足背動脈は健常人でも1割ぐらいは触れにくいのですが、くるぶしの後方で触れる後脛骨動脈は健常人ではほぼ100%触れます。つまり後脛骨動脈がばっちり触れると、即座に血管性の跛行は除外できるのです。つまり数秒で僕の興味ある疾患かどうかは除外可能なのです。あるとき、足のしびれがあって動脈閉塞による跛行も気にして来院した患者さんに対して、問診票を見た後、即座に足に触れて、僕の領域の疾患ではないと説明し、そして診察を終了したところ、憤慨されました。確実な診断はしたものの、かまってもらった感はだせなかったのですね。当時は、患者さんが憤慨する理由も正直理解できない「専門馬鹿」の自分がいました。

その後は、患者さんに説明するために、そして患者さんがかまってもらった感を味わって帰宅してもらえるように、僕にとっては不要でも上腕と下肢の血圧を器械（フォルム）で測定し、そして印刷された結果を持たせて帰宅させるようにしました。当時の僕は病気を見ていたのです。だって外科医のなのですから自分の手術で治せる病気にしか興味がないのです。それが自分の仕事なのですから。自分の仕事以外のものは当然に不要な、自分の大切な時間を無駄にしている一時に思えたのです。

さて、漢方を手にした後の診療はどうでしょう。患者さんはいろいろな医者や病院にかかって、そして満足できないから僕の外来にわざわざ足を運んだのです。僕の領域の手術が不要であることは、以前と同じく足の脈を触れると即座にわかります。しかし、漢方を手にするとその後の診療があるのです。「いろいろなところで相談されて、でもあなたの訴えは改善されないのですね。手術で治る疾患ではないようです。漢方でも試してみませんか？」といった話が続きます。患者さんは「症状が楽になるのであれば、何でも試しますよ。誰も治してくれないのですから……」となるのです。

そこで「漢方など不要です！」と答えれば、心の中で「その程度の訴えなんだな」と思い、そして「将来、漢方でも試そうと思ったら、また来て下さいね」と言い添えればいいのです。本当に困っている患者さんは何でも試すのです。「漢方は嫌」「注射は嫌い」などと言っているときは「その程度のどうでもいい訴えなんだ」と理解しています。

さて、漢方を手にして、今の医学で治らない患者さんに介入できるようになりました。どんな領域でもよいのです。現代医学的診療がすでに終わっていれば、または並行して進められていれば、胸を張って「漢方を試しませんか」と言えるのです。そして多くの患者さんの症状がよくなり、または改善し、ある場合には、症状を受け入れて、納得できる場となりました。外来が治療の場に変わったのです。外来も手術室同様、診療の舞台になったのです。外来が診療の舞台であることは、内科系の先生には当たり前のことかもしれませんが、どんな訴えに対しても相談にのれる場は僕にとっては本当に楽しいものなのです。

間欠性跛行を訴える患者さんに当帰四逆加《とうきしぎゃくか》呉茱萸生姜湯《ごしゅゆしょうきょうとう》㊳を試しました。僕が指導する大学院の学生に間欠性跛行の距離をトレッドミル検査で測ってもらいました。そして当帰四逆加《とうきしぎゃくか》呉茱萸生姜湯《ごしゅゆしょうきょうとう》㊳を試すのです。なんと血管性の跛行も、腰部脊柱管狭窄症による跛行も、漢方の投与後に歩行距離が伸びました。抗血小板薬などは変更せず、漢方だけを上乗せする形でも明らかに改善していました。それが彼女の医学博士の論文になり、なぜか漢方が血管性の間欠性跛行の距離を改善していることが判明しました。

漢方にエビデンスはあるのですか？

「漢方にエビデンスはあるのですか？」との質問を受けます。僕は「漢方には明らかなエビデンスはない」と言い放っています。エビデンスとは他人を説得できる臨床研究と捉えています。つまり漢方には誰もを納得させられるようなエビデンスがまだないのです。一流英文誌に載るようなダブルブラインド研究で差が出る結果がないともいえます。

ではなぜエビデンスが得られにくいのでしょうか。僕の理解は、①漢方は西洋医学よりも基本的にゆっくりと効くことが多い、②漢方にはレスポンダーとノンレスポンダーがあることだと思っています。つまりレスポンダーをデジタル的に抽出する技術が確立されて、そしてある程度の長いスパンで症状を追うと、ダブルブラインド試験を勝ち抜けると思っています。漢方を嫌いにならないためには、まずこの2点に合点がいかないとダメなのです。もちろん短時間で効く漢方もあります。ミラクルのようなことが起こることも漢方を多数出していると経験します。しかし、いつもいつもミラクルが起こり、半数以上の患者さんに最初から有効であれば、ダブルブラインド試験で差が出ないことはないでしょう。ですから、まず理屈に叶った西洋薬剤が投与されるべきです。そしてそれでも治らないときが漢方の出番と理解しましょう。

僕は最近野球観戦が気に入っています。エビデンスとは、野球でいえば、ある選手がいるいないで勝率が明らかに異なるということです。そんなスーパープレーヤーは各プロ野球チームにも数人しかいないのではないでしょうか。誰が監督でも使う選手ということです。僕が監督になっても使うでしょう。野球の監督の仕事は、むしろエビデンスには現れないような選手をどう起用するかだと思っているのです。この対戦相手にはこの選手とか、このピッチャーにはこのバッターとか、この場面には彼とか。

そんな僕は実はエビデンス信仰者なのです。それはたくさんの患者さんに「申し訳ないことをした」という負い目があるからです。僕が外科医の修行をしている頃、乳がんの手術は定型的乳房切断術が行われていました。どんな小さな乳がんでも、乳腺を全摘して、大胸筋も切除します。大胸筋の下は肋骨ですから、手術後は肋骨が皮膚の下に触れます。昔の洗濯板のようになったのです。100年以上も前にハルシュテッド先生が開発した手術で、それまで不治の病であった乳がんにも、光明が見えたのでしょう。そんな手術を30年近く前まで行っていたのです。ところがアメリカとヨーロッパで、くじ引き試験が始まりました。定型的乳房切断術

（今は定型的乳病切除術と呼ばれています）と腫瘍だけを取り除く手術の予後を比べたのです。すると予後に有意差はありませんでした。そうであれば、失うものが大きい定型的乳房切断術を選択する必要はありません。本当に貴重なエビデンスです。

さて、漢方にエビデンスは必要ですか？　もちろんあれば格好いいです。漢方嫌いの先生を説得できる材料になるからです。しかし漢方を患者さんに使用するにはエビデンスはなくても問題ありません。だって失うものがないからです。漢方は保険適用で、そして副作用もまれです。困っている患者さんにいろいろと使ってみればいいのです。「いろいろと」というのは、ある疾患にこの漢方というエビデンスがない以上、自分の経験や他人の経験から、当たる確率が高いと思われるものから順に試せばよいということです。もちろん経験が増えれば、似たような患者さんのイメージがわくので、そんなイメージをいろいろと重ね合わせると、より適切な処方に、短い時間で辿り着くことができるかもしれません。しかし、困っている患者さんに何もしないよりは、治せる可能性のある漢方を一緒に探せばいいではないですか。そしてどんなに漢方の名医に近づいても、最初から当たる確率は実は高くありません。僕はいろいろな先生に、そして僕よりも年長の先生に率直に尋ねます。漢方の最初の打率、つまり最初の処方で当たる確率を、5割以上と言い放つ先生はまれです。僕的に怪しいなと思う先生ほど、打率は7割とか公の場で語っていますが、7割も打率があれば、RCTに勝ち抜けない訳がありません。そんなフェアな見方が漢方ファンにも大切と思っています。

何でも相談していいですよ！　と言われても

漢方を手にする前の僕の外来は、当然に専門外来です。ですから、僕の専門領域の訴えであれば治せるし、また相談にも乗れるので、当方も生き生き診療します。一方で、自分の専門領域から外れる会話となると、なるべく早々に切り上げたいと思い、そんなオーラを醸しだします。そんなオーラを感じ取る、つまり空気が読める患者さんとは楽しい時間が共有できますが、そんな空気を読めない患者さんでは、僕が答えられない、治せない訴えを長々と聞いても、本当に疲れるのです。

ですから、僕が投げる質問は基本的に「Ｙｅｓ」または「Ｎｏ」で答えられる質問になってきます。そんな質問を投げていれば、自分の土俵から外れることは少ないからですね。ですから、外来はなんとなく身構えて、そして精神的に疲れることが多いのです。ところが漢方を手にすると外来風景は一変します。何を質問されてもいいし、また、どんな訴えを相談されても漢方でなら、しばらくは対処できると思えるからですね。そして自然と「何か困っていることはありませんか?」といったオープンクエスチョンになるのです。何でも語っていいですよ。何でも相談していいですよ。僕は漢方ならお相手できますからね、というオーラが自然と出るようになります。そんな外来は魅力的ですよね。今、専門領域だけの外来をしている先生も、将来はほかの病院でたくさんの患者さんに対応するようになるかもしれません。また将来開業を考えている先生方には、そんな対応ができる漢方は必須の道具だと思っています。

さて、「どんな質問をしてもいいですよ?」「どんな相談でもいいですよ?」といっても、実は患者さんはなかなか本当のことはいいません。そんなことまで語っていいのだという実例がないと話しにくいのです。僕は、問診票からご主人が健在とわかっている人で、本人が心の不調を訴えているときなどは、「ご主人が死んだら楽になりますか?」などと尋ねることがあります。もちろんちょっと危険な質問ですから、患者さんとの距離感を確かめながらの質問ですが、そんな質問に、「そうなんですよ」といった答えも少なからず返ってくるのです。「ではさっさと離婚すればいいではないですか？」

「でも主人の年金でお互いで生きているので……」

「そうであれば、少しはご主人に感謝して、いろいろと気に障ることも許してあげればどうですか？　すこしは症状が改善するように加味逍遙散《かみしょうようさん》㉔を出しますね」と続けることもあります。そんな会話を突破口にして、漢方薬を併用しながら定期的に外来で拝見することもやっています。

また、訴えが過敏性大腸炎などのときは、「下着が汚れることがありますか？」と聞いてみたり、また「便を漏らさずにオナラができますか？」と尋ねることもあります。オナラをしたくても、一緒に便も漏れてしまって困る人が少なからずいるのです。こんな会話ができるようになると、患者さんが「先生からもらった桂枝加芍薬湯《けいしかしゃくやくとう》㊿でなんだか調子が良いのです。便を漏らさずに安心してオナラができるようになりました」となることが多いのです。

生理の量が多いという訴えでは、「生理用品の使用量はどうですか？」などと男性の僕から率直に尋ねることもしています。そうすると「芎帰膠艾湯《きゅうききょうがいとう》㉗を飲むようになってから生理用品の枚数が減りました」と答えてくれることもあります。

生理前にイライラするお母さんには、「そんなとき、子どもに手を出すことはないですか?」と尋ねると、「ときどき叩いたりすることがありました。でも抑肝散《よくかんさん》㊹を飲んでからまったく子どもにあたることはなくなりました」と答えたのも一人ではありません。

「先生おなかが張って苦しい」と訴える若い女性には、「オナラが臭いのではありませんか?」と尋ねます。そうすると「そうなんです。実はオナラが臭いことが悩みなのです」「では大建中湯《だいけんちゅうとう》⑩⓪というお薬で、オナラが臭くないようにしますから、オナラを我慢しないでしてくださいね。上手にオナラするんですよ」という作戦が奏功することも少なくありません。

漢方を始めた頃は、「何でも相談してくださいね」といえるようになったので、自分は今までの自分よりもよい医者になったかなと思いました。でもしばらく漢方を使用して、患者さんが相談しやすい環境を作るコツをまた覚えると、昔の「何でも相談してくださいね」といっていた自分はまだまだだったように思えます。また、今後も外来診療が上達していくのだろうと思います。そんな上達を体感できるのも漢方という道具があるからだと思っています。

加味逍遙散《かみしょうようさん》㉔タイプの人はむずかしい

世の中で自律神経失調症とか更年期障害といわれている人に加味逍遙散《かみしょうようさん》㉔を長期的に使用すると相当の頻度で著効すると思っています。そして加味逍遙散《かみしょうようさん》㉔タイプの人とは、加味逍遙散《かみしょうようさん》㉔が効く人で、多くは自律神経失調症とか更年期障害と診断される人を示しています。女性に限らず男性でも加味逍遙散《かみしょうようさん》㉔タイプの人はいます。

問診票の字が細かく、たくさん記入されている。いろいろな医者に行って、いろいろな薬を飲んでいる。話が的を得ないで長く、終わったかなと思うとまた同じ話や別の話をする。僕と患者さんの距離を置いてある椅子をわざわざ近くに寄せる。なんとなく呼吸が浅く速い。言葉に覇気がなく、うつろな目。またはちょっと攻撃的で文句が多い。トンネルやエレベーターが息苦しいというなどなど、いろいろな訴えがあります。

そんな患者さんにはやはり加味逍遙散《かみしょうようさん》㉔を処方するのです。僕は「いろいろな要因が関与していて漢方だけで完璧に治すことは難しいかもしれませんが、少なくとも気長に飲んでいると症状の程度は半分ぐらい楽になりますよ」と説明します。漢方薬の魅力の一つは体質改善です。

4週間内服してもらって、そしてちょっと効いた感があれば、それを続行すると半年から1年で相当よくなるというイメージです。答えは患者さんにあるのです。患者さんと一緒になんとなく良い漢方薬を探せばいいのです。ところが加味逍遙散《かみしょうようさん》㉔タイプの人は決して「お陰様で……」とは言いません。むしろ「お陰様で」と言えるようになれば薬が効いているのです。始終彼ら、彼女たちは病気を探しています。

患者さんの訴えを一生懸命聞く傾聴も大切ですが、加味逍遙散《かみしょうようさん》㉔タイプの人の話を傾聴していたのでは、外来が回りません。そしてどれだけ聴いてあげても患者さんは満足しません。今日はたまたま外来が暇だから30分聴いてあげようなどと優しい心で一度でも拝見すると、その後の外来で30分を期待する人がいます。ですから、僕は暇でも15分ぐらいを限度にお話を聴いています。

全部お話を聴いたのでは、一つの症状に20分以上かかり、そして複数訴えがあります。まず、一つの症状の説明を長々と始めた時に、順番に困る症状を列挙してくださいと言うのです。患者さんは戸惑いますが、後から詳しく聞くような素振りをみせて、まず少しでも困っている症状を順番に並べていきます。この症状を並べることが大切で、加味逍遙散《かみしょうようさん》㉔を何ヵ月も飲んでもらうと、そんな症状の順番が変わるのです。
「その後いかがですか……」
「実は昨日こんな症状があって……」（常に訴えを探しているのです）
「では困る症状を順番に並べてください」

すると、何ヵ月か前に上位にあった症状はなくなっていることがあります。つまりその症状はよくなっているのです。でも決してよくなったとは答えてくれません。患者さんに答えがあるのが漢方の基本と思っていますが、加味逍遙散《かみしょうようさん》㉔タイプの人では、患者さんの言動に振り回されて、処方を変更してはならないのです。気長に加味逍遙散《かみしょうようさん》㉔を処方し続けることがなにより大切と思っています。

漢方エキス剤が登場する前は煎じ薬でした。その時代の漢方の名医といわれる人は、「今頂いている加味逍遙散《かみしょうようさん》はどうも効かないようなので、処方を変更してもらえませんか？」と請われると、「わかりました」と答えて、同じ漢方薬を続行し、そして1年以上経過して、症状が良くなるといったことを経験しています。それは煎じ薬なので、同じような味でも処方を変更または加減してくれたのだろうと思わせることができるのです。ところが今はエキス剤です。

加味逍遙散《かみしょうようさん》㉔を続行しようと思っても、患者さんに変更してくれと懇願されたにもかかわらず、また同じ24番を出したのでは意向に沿っていないことはバレバレです。そんなときには、あなたには加味逍遙散《かみしょうようさん》㉔の続行が何より効くと思いますが、今回はちょっと変更してみますね。効果がなければまた加味逍遙散《かみしょうようさん》㉔に戻しましょうと言えばよいのです。そんなときの漢方は、女神散《にょしんさん》(67)、柴胡加竜骨牡蛎湯《さいこかりゅうこつぼれいとう》⑫、柴胡桂枝乾姜湯《さいこけいしかんきょうとう》⑪、抑肝散《よくかんさん》(54)、桂枝茯苓丸《けいしぶくりょうがん》㉕、当帰芍薬散《とうきしゃくやくさん》㉓などを使用しています。

　患者さんに振り回されないために大切なことは、一瞥してわかる元気さです。ドアを開ける速度、診察室への入り方、話し方、化粧の具合、洋服の選び方などなど、患者さん全体から受ける雰囲気から、加味逍遙散《かみしょうようさん》㉔の有効性を判断するのです。決して「○○があって不調です」とかいう言葉に惑わされて、簡単に処方を変更しないことが大切と思っています。

加味逍遙散《かみしょうようさん》㉔タイプの人にはデジタルでも説得を

　加味逍遙散《かみしょうようさん》㉔は長く飲んでもらいたいのです。なんとか不満が多くても長く飲ませる方法はないのだろうか。また加味逍遙散《かみしょうようさん》㉔タイプ、つまり加味逍遙散《かみしょうようさん》㉔が効く人を選び出すデジタル的な指標はないだろうかと以前から思っていました。そんなときに出会った一つの検査がＣＶＲＲです。ＣＶＲＲとはCoefficient of Variation of R-R intervalsの略で、心電図のＲＲ間隔を測定して、その揺らぎを見ています。揺らぎが多い方が心臓の副交感神経が優位とわかり、交感神経が優位になると揺らぎは少なくなります。もしもみなさんが動脈硬化や血管年齢を測定する器械（フォルムやバセラ）をお持ちであれば、測定のソフトはすでに入っていますのでＣＶＲＲを測定し、結果を簡単にプリントアウトできます。

　期外収縮などのＣＶＲＲの計測には不適切な心拍は削除して、１００回の有効心拍数を測定します。そしてその揺らぎが数字として出てきます。僕の外来でほぼ全員のＣＶＲＲを測定しましたが、加味逍遙散《かみしょうようさん》㉔タイプの人では概してＣＶＲＲは3以下になります。そして加味《かみ》逍遙散《しょうようさん》㉔を内服してもらって症状が良くなるにつれて、ＣＶＲＲ値は大きくなっていく、つまり改善するのです。

そこでこのCVRR検査の結果を加味逍遙散《かみしょうようさん》㉔タイプの人に使用します。患者さんが症状は変わらないと訴えても、CVRR検査をして、「以前よりCVRR値は大きくなっていますよ。漢方が効いている証拠の一つです。もうすこし続けましょうね」と言えばよいのです。患者さんには「心臓の脈は心に余裕があると、揺らぎの幅が大きくなるのです。あまりにも規則正しく、正確に打つ脈は心が緊張している証拠の一つなのですよ。軍隊の行進みたいなもので、できれば小学生の行進のように少々ばらばらがいいのです」なんてよくわかるような、わからないような説明もします。

さて、CVRRのデジタル的説明で結構患者さんは満足します。CVRRは今風の検査です。しかし加味逍遙散《かみしょうようさん》㉔タイプの人が、加味逍遙散《かみしょうようさん》㉔の内服で良くなっていくとCVRR値は増加します。つまり心拍の揺らぎが大きくなるのです。一つの理由は呼吸だと思っています。深い呼吸ができるようになると、浅い頻呼吸に較べて、胸腔内圧の変動は大きくなるので、心拍数に差が生じます。その結果当然にCVRR値は大きくなるのです。つまり、僕の理解は呼吸が深くゆっくりになることとほぼ比例しているように思えるのです。こんな呼吸の具合はCVR

R検査を用いなくても診察室での患者さんの全体像から掴めるものです。患者さんの観察眼に優れている医師は、そんな視点からも自然と理解できていたのでしょう。CVRR値はそれを患者さんにわかりやすく示していると思っています。

僕の外来では、CVRRの測定を兼ねて、同じ器械でABIと血管年齢を測定します。またインボディという体組成計でも測定しています。デジタル的な説明をおまけでしているのです。患者さんには好評で、やはりかまってもらった感が増すのです。患者さんが極端に多いときなどは、こんな器械での測定を外来で行うと、少々待ち時間が長くなっても不満は出ません。何もされずに待たされるのと、検査をしながら待っているのではまったく患者さんの満足感が異なります。難点は保険点数としての請求がむずかしいことです。僕の外来では無料でこれらの検査を僕の隣の診察室で看護師さんが行ってくれます。

インボディは体組成計です。この検査をやり始めた理由は、一番頻出する漢方用語である虚実がせめてデジタル化できないかと思ったからです。僕の理解は消化機能が良好で筋肉質でいろいろなストレスを我慢できる人、そして麻黄《まおう》が飲める人が実証《じっしょう》です。その逆が虚証《きょしょう》です。僕の講演会ではザックリと麻黄《まおう》が飲めれば実証《じっしょう》、飲めなければ虚証《きょしょう》と説明しています。ですから、僕

88002-408 JCOPY

体組成計で筋肉量を計り、麻黄《まおう》剤を飲んでいる人と飲んでいない人で、筋肉量が差が出ることを期待したのです。ところが、差はありませんでした。

一番比例したのは本人から受ける元気度です。つまり本人が醸し出す元気なオーラ、それが実証《じっしょう》という結論に達しました。デジタル化はこの研究では失敗でした。それも当たり前で昔から「虚実《きょじつ》は移ろう」といわれます。つまりいつもは麻黄湯《まおうとう》㉗が飲める人も、体調が悪いと飲めないこともある。いつもは麻黄湯《まおうとう》㉗が胃に障る人が、ある状態では麻黄湯《まおうとう》㉗を飲めることもあるのです。そうであれば、簡単には変化しない筋肉量で虚実が規定されることはないのでしょう。やはり元気なオーラが実証といった結論になりました。まだまだ漢方的な概念をデジタル化するのは簡単ではないと思った次第です。

とにかく体を触ろう、スキンシップを大切に

僕はモダン・カンポウの普及に努めています。モダン・カンポウとは「西洋医学で治らない

訴えに、保険適用漢方エキス剤を使用して対処することで、処方選択に古典も漢方診療は必須としない」という立ち位置です。

漢方診療が必須という先生もいます。そんな先生に出会ったら、漢方診療の前後でどれだけ処方が変わるかを是非質問して下さい。僕は、また僕が教えていただいている先生方は1割と答える人が多いのです。漢方診療は望聞問切《ぼうぶんもんせつ》と言われます。望診とは眺めること、聞とは匂いを嗅ぐこと、問は質問すること、そして切診とは体を触る診療です。この順に行われることが大義ですので、切診は最後です。つまりこの前後で処方が変わる確率が知りたいのです。1割しか変わらないということは、確認の意味での漢方診療です。そして1割しか変わらないのであれば、処方選択にとっては漢方診療は敢えて行う必要はないとも言えます。そしてこれから増えていくであろう遠隔診療も切診を敢えて行う必要がなければ対応可能です。漢方診療の前後で5割処方が変われば、それは漢方診療を行うべきでしょう。漢方診療の前後で3割処方が変われば、これも行った方がいいのかもしれません。そして3割以上変わるのであれば画像と音声だけに頼る遠隔診療など論外になります。

さて、既に述べたように僕は漢方診療の前後で選択する処方は多くて1割しか変わりま

88002-408 JCOPY

せん。ですから電話で相談されても処方できますし、外来で腹部所見を取らなくても処方選択に困りません。漢方の処方に遠隔診療が導入されることも大賛成です。そんな僕ですが、脈診は全員に行っているのです。脈診というよりも手を触っているのです。医者ですから患者さんの手を触ると自然と脈にあたります。ついでに脈を診ています。そしてせっかく診るのであれば、脈も参考にしています。そして実は腹部診察も行っているのです。でも腹部診察だけをするのではありません。せっかく横になってもらうのであれば、体全体を拝見しています。それはスキンシップのためです。そして西洋医学的な観点からも体を拝見して、新しい情報を得ているのです。

漢方医は患者さんの頭を右側にしてみるが好きです。西洋医学では患者さんの頭は左側にしますね。僕はどちらでもいいです。そして腹臥位から拝見しますが、患者さんが腹ばいに寝れば、それでもいいのです。おなかも背中も拝見しているからです。

通常は枕が左に置いてありますので、「ベッドに横になってください」とお願いすると、左側が頭で腹臥位になります。まず、僕は足から拝見しています。血管外科医だったためか、自然と足背動脈を触れにいきます。そして下腿の浮腫を診て、膝の腫れを診て、鼠径部で大腿動脈の拍動を触れて、そしておなかをさっと診て、胸部も診察します。頭の髪の毛も拝見し、眼球結膜も診ます。そして口を開けてもらって、舌を出してもらって、漢方でいう舌診も一応行います。歯痕舌があるのか、舌下静脈の怒張があるかなどです。でも本当の興味は口腔内、なにより歯の治療具合です。歯が綺麗な患者さんはコンプライアンスがいいです。歯の治療がいい加減な患者さんは治療に前向きではないことが多いです。そして甲状腺、頸部リンパ節、ウィルヒョーリンパ節も触ります。聴診器で肺の音を聞いたり、心音を聞いたりもします。そして腹部に戻って漢方的な診察もします。その後、腹ばいになってもらって、背中を拝見します。背中は筋肉の具合を見るには良いですね。左右差を見たり、ツボに興味があるときはそんな観点からも背部の診察は楽しいと思います。

まず、自分の過去を顧みても、患者さんの体を隅々まで診察することはほとんどありませんでした。だからこそ、今、漢方的な視点も兼ねて、西洋医学的視点も交えて診察をすると想像以上の情報が得られます。そしてなにより患者さんが喜んでくれます。とくに重病のとき、つまりがんのときなどは、僕はできる限り体の診察をしています。それがスキンシップになって信頼感が増すからです。多くの患者さんが、「こんなに触って診てもらったのは初めてだ」と言います。そうでしょう。僕も以前はコンピューターで画像診断のレポートを読む方が実際の診察よりも遙かに有益と思っていました。もちろんそれも大切でしょうが、放射線診断医ではできないことは直接体を触る診察です。患者さんの信頼感を得るためにも、また今まで気がつかなかった情報を得るためにも、是非行ってみてください。

患者さんが漢方を指定してきたら?

外来には特定の漢方薬を求めて来院する人もいます。明らかに一般的ではない漢方薬を求めてきた場合にどうするかということです。昔は、一生懸命、「あなたが希望する漢方薬はこれこれこういう理由で効かないと思う」と説明していました。でも反省したのです。漢方に明らかなサイエンスはありません。生理学的で論理的な処方根拠はありません。高血圧の患者に昇圧剤を出せば、それは命にかかわるでしょう。漢方には現代医学的なサイエンスはなく、過去の歴史に裏打ちされた経験則の集大成があるだけです。するとその経験則に反しているからといって患者さんが希望している漢方がハズレとは確定できません。

むしろ自分では決して処方しない漢方薬を患者さんが希望してくれたことを喜ぶべきなのです。自分で経験できない症状と処方の組み合せを経験できる絶好の機会です。こんな風に言い添えて患者さんの希望に応えています。

「僕の今までの経験から、あなたのこの症状にこの漢方薬を処方したことはありません。しかし、この漢方をあなたの症状に飲んだからといって、症状が悪化することはあるかもしれませんが、死ぬようなことはないでしょう。試してみましょう。もしも効かないとき、かえって症状が悪化するときなどは止めて下さいね。そして次回は僕がいいと思う漢方薬を試して下さいね」

あるとき冷え症を訴える患者さんが黄連解毒湯《おうれんげどくとう》⑮を希望したことがありました。黄連《おうれん》は体を冷やすイメージの生薬です。黄連解毒湯《おうれんげどくとう》⑮はアトピーで皮膚が真っ赤でかゆくてたまらないときに効きます。昔は高血圧で頭から湯気が出るようなイメージの症状にも使っていました。そんな冷やすイメージの漢方薬が黄連解毒湯《おうれんげどくとう》⑮です。それを冷え症に使うと通常は冷え症は悪化すると思えるのです。でも患者さんの希望です。そして冷え症に黄連解毒湯《おうれんげどくとう》⑮を使う絶好のチャンスです。心の中では効かないだろうと思って処方しました。そして4週間が経過して、再診での反応は、冷え症が楽になったと答えました。驚くことですが、この患者さんにはそれが事実なのです。漢方にサイエンスがない以上、明確に希望する処方を却下する根拠はないのです。むしろこちらが謙虚になって勉強させていただける機会を利用すべきなのです。こんな経験をしてから、通常の冷え症の薬で治らない患者さんに、黄連解毒湯《おうれんげどくとう》⑮を使うという選択肢が登場しました。なんと黄連解毒湯《おうれんげどくとう》⑮で冷え症が楽になったと答えた人がほかにもいたのです。漢方は相関の知恵です。是非漢方好きな患者さんを増やしましょう。一緒に漢方の有効性を語れる人を増やすともの凄い勉強になります。

抑肝散《よくかんさん》(54)に陳皮《ちんぴ》・半夏《はんげ》を加えた抑肝散加陳皮半夏《よくかんさんかちんぴはんげ》(83)は虚証《きょしょう》用になると言われています。一方で六君子湯《りっくんしとう》㊸から陳皮《ちんぴ》と半夏《はんげ》を抜いた四君子湯《しくんしとう》(75)はより虚証《きょしょう》用と言われます。陳皮《ちんぴ》と半夏《はんげ》の相反する効果、こんな一見おかしなことも実際に体感すれば合点がいきます。抑肝散《よくかんさん》(54)が胃にもたれて飲めない患者さんに抑肝散加陳皮半夏《よくかんさんかちんぴはんげ》(83)を処方して飲めれば妥当でしょうし、同じく六《りっ》君子湯《くんしとう》㊸が胃に障って飲めない患者さんが四君子湯《しくんしとう》(75)を飲めれば納得できます。そんな経験で漢方の世界がわかっていくのです。患者さんに助けられて漢方は上達するのです。ですからいつまでたっても終着点には至りません。西洋医学はある程度勉強を極めるとその後の上達は極めてゆっくりになるのに比べて、漢方はいつまでたっても経験がやはり重要な要素となります。いつも勉強なのです。そして年々上達していきます。

漢方の答えは患者さんが持っています。何が起こるかわからないことも魅力の一つです。そしていろいろな症状が治ることも魅力の一つです。だからこそ再診のときが楽しいのです。効いていればもちろん嬉しいです。ほかの症状も治ればまたさらに嬉しいです。また効かなくても、次の処方を探すのが楽しいのです。そして処方の札が尽きることは滅多にありません。一方で西洋薬であればストーリーがあります。ですから、ある症状に効かないと、むしろ患者さんを疑ってしまいます。「本当に薬飲んだんですか?」と言いかねないのです。漢方のその不確定的な魅力がわかると本当に漢方は楽しいですよ。

患者さんが好意的であれば、むしろいろいろなことが試せます。もしも煎じ薬であれば、効いているといわれた漢方薬からある生薬を抜くこともできますね。そしてその漢方薬が効かなくなれば、その生薬が大切なのでしょう。漢方は生薬の足し算です。保険適用漢方エキス剤は漢方の普及には大変貢献しました。でもその代償として、生薬の加減による効果を体感できる機会は奪われました。

昔にぶら下がるのはもう止めよう　「古典に書いてある」それがなんだ！

漢方を勉強し始めると古典を読めと勧められることがあります。大歓迎です。古典に興味があれば、興味を持てれば読めばよいのです。つまり古典を読むことは漢方を処方する上で必須の要件ではありません。傷寒論は1800年前に書かれたと言われています。後漢の時代です。日本は239年が日本史で習う卑弥呼の年号です（フミクレ卑弥呼）。傷寒論をバイブルとして崇めることを直感的に拒絶しませんか。そんな直感が大切です。漢方を勉強し始めると、最初に覚えたその違和感を忘れてしまうのです。1800年前と現代では、気候も、食生活も、病気も、寿命も違うでしょう。

それを崇めることは昔を偉くして、だからこそ今があるのだという姿勢です。昔にぶら下がっているのです。西洋医学のように一つずつ積み重ねようではありませんか。今の病気を今の生薬から作られた今の漢方薬で治すことが何より大切なのです。今の生薬と1800年前の生薬が同じという証拠は皆無です。正倉院にある生薬を分析して奈良時代の生薬はほぼ今と同じと説明する人もいます。では1800年前も本当に同じだったのでしょうか。

随証《ずいしょう》治療という言葉があります。この言葉は実は新しく、江戸時代の本にはまったく出てきません。東洋医学会が日本医学会に加入する際に、理論的根拠がない漢方は排除されました。そのときに傷寒論にある「証に従い之を治す」というくだりを随証《ずいしょう》治療と称したのです。昔を崇めても今の人、現代西洋医学を学んでいる医師はあまりそれをありがたがりません。大切なことは今の症状、訴えにどの漢方が有効であるかという事実です。そんな事実を積み重ねることが大切です。古典は昔の知恵です。もちろん医学史学的には大切でしょう。それを参考にすることは大切なことです。しかし、当たり前のこと、つまり「昔は昔でしょう」という事実を忘れてはならないのです。

漢方の学会で発表すると、その処方の根拠は何だと問われることがあります。根拠など不要です。今、その漢方で、ある症状が治った事実が大切なのです。古典にヒントを求めることを否定はしません。しかし所詮古典です。古典に書いてあることが今日でも通用すればそれはすばらしいでしょう。しかし、古典に書いていなくても、今の病気や訴えに漢方が有益であることはもっとすばらしいでしょう。漢方が西洋医学の中に溶け込むことが必要なのです。もちろん漢方だけで全てを治そうという心意気で加療することを否定はしません。しかし、今の医学の中にあってこその保険適用漢方エキス剤です。西洋医学の専門家が、その視点で漢方の有用性を語ることが大切です。そこに古典や漢方診療が存在しなくてもいいのです。また古典や漢方診療が処方の根拠として存在してもいいのです。今、ここで有効であることが何より大切なのです。

さて、本当に傷寒論は1800年前にあったのでしょうか。趙開美本《ちょうかいびほん》の存在は認めます。しかし、それ以前の原本は残っていません。本当に1800年前にあったと言える根拠が必要です。趙開美本に「建安」と記載があっても、それは後から加筆したものかもしれません。この文言が1800年前とする唯一の根拠です。聖書が遙か昔から存在していたであろうことは死海文書から明らかです。源氏物語も原本は散逸していますが、室町時代の写本は残っています。傷寒論は400年前に確かにあったとは言えますが、それ以前は不明です。そんなミステリーを謎解くこと、そこに興味を持つことが僕は大好きです。でもそれを敢えてバイブルと崇める姿勢は納得できません。今効けばそれで十分です。むしろこれからの進歩が大切です。生薬の足し算で創り上げられた漢方薬、19世紀から西洋薬学が始まり、もはや3世紀にわたって西洋薬学と漢方は共存しています。そろそろ生薬の足し算を超えて、生薬と西洋薬の足し算で新しい薬剤が登場してもよい時期と思います。

昔を崇めて、それにぶら下がっていては進歩はありません。昔は偉大で、大切です。しかし、今がもっと大切です。将来はさらに大切です。将来にわたって漢方が発展することを期待するのです。

西洋医学でもレスポンダーを探すことが始まりました。証という言葉もレスポンダーと言い換えれば抵抗はないでしょう。そんなレスポンダーを抽出するサイエンスが進歩して、そしてRCTを行えば統計的有意差は出るはずです。その時代に即した医療が必要です。漢方も今の時代の知恵を何より大切に、そして今の時代の結果を積み上げることが今後の発展に必須と思っています。

がんに対して漢方は効くの？

僕はがんそのものの治療に漢方は補完的に効くと思っています。そして僕と同じようにたくさんのがん患者さんに漢方を補完的に処方して好結果を体感している先生もいます。しかし、まだまだそんな西洋医の立ち位置から漢方を併用している先生は少ないのです。そして歴史が浅いのです。

漢方だけでがんを治したいと希望して僕の外来を訪れる人がいます。そんなときは華岡青洲の話をします。華岡青洲は１７６０年に生まれて１８３５年に他界した江戸時代の著名な漢方医です。江戸時代は公に人体解剖は行われていません。つまり体内のがんは「がん」という病気で理解できていないはずです。乳がんは体表のがんですからその存在はわかっていました。そんな乳がんを漢方だけでは治せないので、華岡青洲は家族を実験台にして全身麻酔を開発します。有吉佐和子さんの小説「華岡青洲の妻」で概略は理解できます。そんな話をするのです。漢方はあくまで補完医療で、今の医学で明らかに有益と思われることはしっかり行って、そしてサポート医療として漢方を使用するのです。

漢方が高齢者の訴えに有益であることはある意味当然です。高齢者は昔から存在し、そして年齢を重ねるに従っていろいろな訴えが生じ、それに精一杯漢方で対処したのです。ですから、フレイルといった今風の概念にも当然に漢方は有益なことが多いのです。また、子どもの訴えにも、ご婦人の訴えにも漢方は、長い歴史で有効なものを見つけてきました。

ところががんに対する漢方治療は極めて歴史が浅いのです。ですから、漢方が本当にがんのサポート医療として意味があるかは、もっとたくさんのがんを専門とする西洋医に使用してもらって、その有用性や、もしかすれば無効なことを検討してもらうことが大切なのです。

一方で漢方が抗がん剤の副作用にある程度の効果があることはすでにわかっています。副作用が軽減されればいいのですから、体感しやすく、またわかりやすいのです。その点、がん本体の治療に補完的意味があるかどうかはしっかりと検討すべき課題です。では、明らかな結果がない状態では使用すべきではないのでしょうか。そんなことはありません。僕を含めて複数の医師は漢方薬を併用した方が、確かに奇蹟が起こっているという実感を持っています。奇蹟とは漢方に出会う前には起こりえないと思っていた状態です。担癌状態でも予想以上に長く生きたり、死ぬ直前まで元気なことがあるということです。そんなことが確かに起こって、そして漢方薬は保険診療で患者負担は極めて少なく、また副作用も重篤なものは少ないのですから、まず患者が極端な拒否反応を示さないときは、是非とも漢方を併用すべきものと思っています。たくさんの専門医がしばらく処方して、そしてその有用性を体感することが大切なのです。

実臨床で大切なことは、自分がその状態になったら、家族が同じような状態になったら、何を行うかということです。明らかなエビデンスがないと患者に漢方を勧めない医師も、自分ががんになれば藁をもすがる思いで、少なくとも害がなく、有益性があるかもしれない治療、その上費用も極端に安いものは行うことが多いのです。そんな視点が大切です。

漢方には長い歴史があります。しかし、現代の医学の補完医療としてどの程度有効かは実はまだまだ未知なのです。現代の病気と漢方の併用の歴史が浅いからです。そんな視点での有効性は西洋医学の専門医しか結論を出せません。漢方の使用方法は漢方に造詣の深い医師から学び、そして有効性の判断は西洋医がすべきです。そんな視点で漢方を使うと、外来が楽しくなります。そこに奇蹟が起これば、患者さんも家族も喜びます。同じような症状の方への希望につながります。

エビデンスがある治療は当然に行われるべきです。しかし、エビデンスがない治療でも副作用が少なく、安価で、かつ有益かもしれない治療は併用されるべきです。そんなエビデンスが明らかでない治療を僕は「些細なこと」と呼んでいます。漢方もまだまだ「些細なこと」に分類されます。そろそろ漢方のエビデンスが登場して「些細なこと」から脱皮する時期なのですが、もう少し時間が必要です。現状は漢方は「些細なこと」なのです。でもそんな漢方を含めた「些細なこと」の積み重ねが実は大切で、奇蹟につながると思えるのです。西洋医学の補完医療としての「些細なこと」の積み重ねを行うことは実臨床では本当に楽しいことです。

そして外来ナンパ術

漢方を手にすると本当に外来は楽しくなります。いろいろな訴えで苦労している患者さんをナンパしたくなるのです。「ちょっと漢方とお付き合いしませんか？　楽しいことがありますよ」といったイメージです。こんな患者がきては困るとか、こんな訴えしか僕は治せないとか、わたしはこの分野だけの専門家だと言っていてはナンパはできません。漢方という変化球を携えて、是非いろいろな患者さんをナンパしてください。そんな姿勢、どんな患者さんでも漢方でよければ治せる可能性があるという心の余裕は外来にすばらしい雰囲気を醸し出します。何でも相談してもいいよという開放感のある外来を演じることができるのです。

漢方は使い手によって効果が異なるように思えます。変化球も、変化球しか投げない投手よりも、本当に速い直球を投げる投手が使う方がより効果的だということです。

僕は最近外来ではスーツを着て診療を行っています。外来での処置をすることがほぼなくなり、白衣を着る必要もなくなったからです。スーツを着ていれば、そんな医者はほかにはほとんどいませんので、僕の名前を覚えていなくても、スーツを着ていた先生といえば誰だかわかるからです。そしてスーツは身だしなみをよくするには簡単ですよね。綺麗な白衣を日々用意することは実は結構大変です。汚れた白衣ほど、不潔感を醸し出すものはありません。白衣の前のボタンが閉まっていない、着流しのように着ているのもみっともないものです。医者の第一印象は大切だと思っています。幸い50歳を越えて、金槌親爺がトライアスロンを始めて、僕の体型は若返りました。僕の歳を知っている人は先生若いですねと褒めてくれます。大切なことは診てもらっている医者に健康な雰囲気が備わっていることです。漢方で治らない患者さんも実はいるのです。でもそんな患者さんも僕の外来に根気よく通ってくれることも多々あります。「漢方では完璧なまでには治らないけれども、でも先生から生きる力をもらうために毎月外来で診て下さい」と懇願されることもあります。

もちろん西洋医学で治ればそれでいいのです。漢方の併用で、西洋医学で治らない訴えが解決すればそれもすばらしいのです。でもそんな努力をしても治らないときもあります。でも希望だけは用意してあげたいのです。

また、患者さんには完璧を思い描くよりも、今を納得して生きることも大切だと言い含めることもあります。アンチエイジングはある意味不幸です。10歳ぐらい若く見えるように頑張るのが丁度いいように思えます。人はだんだんとボロになってそして壊れていきます。そして死が待っています。新車の状態がずっと続いて、突然に廃車になるのではありません。ボツボツと壊れている状態を納得することも大切でしょう。ある程度そんなことに抵抗することもいいでしょうが、どこかで諦めることも必要と思っています。

両親の介護をしている患者さんがみえると、僕は「あるときを迎えたらお迎えと思って送ってあげなさい」と言ってあげるのです。多くの医者が病院が、長生きが勝者で死ぬことは敗者と思っています。でもたまには「十分介護したよね。そろそろお迎えでもいいのでは?」と言ってあげる人も必要なのです。

漢方を手にして、症状を治すことも勉強しました。また症状を受け入れることも学びました。母は認知症を患い、そして点滴も胃瘻もしないで旅立ちました。体重はどんどんと軽くなり最後は小学校4年生の孫の体重より軽くなりました。最後は全く食べませんでした。水も1日トロミ一口しか飲みませんでした。でも1ヵ月近く生き抜きました。褥瘡はできず、匂いもなく、どんどんと小さくなって、そして菩薩さんのような顔で旅立ちました。亡くなった母に寄り添って娘は一晩寝ていました。母には漢方を処方しました。でも最後は当然飲めませんでした。

介護で苦労している患者さんには母の話をします。「死ぬと嫌な思い出はすぐに消えて、良い思い出だけが残るよ。本当に寂しいよ」などと話します。「どこかで送ってあげなさい」とまた言い含めるのです。その後どんな選択をするかは家族の自由です。でもそんなことを言ってくれる医師もいていいのです。患者さんの病気ももちろん治しますが、お互いに何かのご縁で出会った患者と医者です。いろいろなことを語る外来も楽しいですよね。漢方を手にして、本当に楽しい外来ができるようになりました。これからも日々勉強と思っています。患者さんに教えてもらう毎日です。

あとがき

漢方にフローチャート的考え方を導入する画期的な本を多数出版してきた。ある日、フローチャートシリーズの講演会に坂﨑弘美先生が挨拶に来てくれた。それが坂﨑先生との出会いで、その後の友情の始まりだ。どちらからともなく「ナンパ」されたのであろう。小児科のフローチャートを一緒に書こうという相談を快く引き受けて頂いたのがついこの前のようである。

その坂﨑弘美先生から「ナンパ外来」の本を書きたいというお誘いがあり、もちろん即諾したのである。彼女の外来を見学に行って、「ナンパ」の真意を感じ取っていたからである。そして共通の友人である千福貞博先生も「ナンパ仲間」に入れようということになり、千福先生にも快諾を頂いて3人での出版に至ったといういきさつだ。

僕は、人生は出会いだと思っている。つまり「ナンパ」の連続だ。自分の人生が楽しくなる人に出会いたいのである。僕の漢方の師匠である松田邦夫先生とも運の良い出逢いだった。僕が漢方には興味は持ったものの、どうも納得できる先達に巡り会えないときに、そして「もう漢方はやめようか」と思っていたとき、偶然に東京駅前の講演会で松田邦夫先生の講義を拝聴する機会に恵まれ、そして直感的にこの人に習いたいと思ったのだ。そして渾身のラブレターを書き、運良く陪席の機会を頂いのが10年以上前になる。

そして、最初に漢方の本を書きたくなった頃、偶然にも新興医学出版社の林さんとのご縁があった。最初にお会いしたときに、この人に、この出版社にお世話になろうと即断したのである。新興医学出版社が伝統的な漢方を教える先生とのお付き合いの深い会社であれば、伝統から外れる、パラダイムシフトのようなフローチャートシリーズやモダン・カンポウシリーズは上梓できなかったであろう。これも「ナンパ」の感激と同じものだ。本当に僕は人の縁に恵まれていると思っている。そして、いつもいつも僕の漢方への思いを体現する知恵をくれる、そして僕の漢方シリーズを支えて頂いている新興医学出版社の林峰子社長に御礼を申しあげる。

今回の著者3人は良き友人ではあるが、まったく同じ診療をしている訳ではない。それぞれの外来風景があるのだ。そんな思いを著者同士も感じる著書であり、お互いに勉強になる本となった。そして是非、臨床が、外来が、漢方が好きな先生に読んで頂きたいと思っている。

著者を代表して　新見正則

［著者紹介］（執筆順）

坂崎《さかざき》　弘美《ひろみ》　Hiromi Sakazaki　漢方大好き，踊る小児科医♪

1988年　大阪市立大学医学部卒業
大阪市立医学部附属病院小児科に入局
1991年～和泉市立病院小児科
1998年～大阪掖済会病院小児科
2004年～さかざきこどもクリニック開院

千福《せんぷく》　貞博《さだひろ》　Sadahiro Sempuku　漢方の流派・学派にこだわらず「患者が治れば、それで良い」

1983年　大阪医科大学　医学部卒業
1989年　大阪医科大学 大学院医学研究科博士課程　単位を取得中退
1994年　大阪医科大学　一般・消化器外科 助手
1996年　高槻赤十字病院　外科医員
1996年　大阪医科大学　一般・消化器外科　非常勤講師
1997年　センプククリニック　院長
2016年　大阪医科大学臨床教育教授

新見《にいみ》　正則《まさのり》　Masanori NIIMI, MD, DPhil, FACS　外科医でサイエンティスト。趣味は漢方とトライアスロン

1985年　慶應義塾大学医学部卒業
1993年～英国オックスフォード大学医学部博士課程留学
移植免疫学でDoctor of Philosophy (DPhil)取得
1998年～帝京大学に勤務
2002年　帝京大学医学部外科准教授
2013年　イグノーベル医学賞

© 2017　　第1版発行　2017年11月30日

漢方❤外来ナンパ術

（定価はカバーに表示してあります）

検印省略

著者　新見正則　千福貞博　坂﨑弘美

発行者　林　峰子
発行所　株式会社 新興医学出版社
〒113-0033　東京都文京区本郷6丁目26番8号
電話　03 (3816) 2853　　FAX　03 (3816) 2895

印刷　株式会社　藤美社　　ISBN978-4-88002-408-0　　郵便振替　00120-8-191625